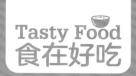

Tasty Food
食在好吃

高血压
就要这样吃

甘智荣 主编

江苏凤凰科学技术出版社
·南京·

图书在版编目（CIP）数据

高血压就要这样吃 / 甘智荣主编 . — 南京 : 江苏
凤凰科学技术出版社 , 2015.10（2021.7 重印）
　（食在好吃系列）
　ISBN 978-7-5537-4253-3

　Ⅰ . ①高… Ⅱ . ①甘… Ⅲ . ①高血压 – 食物疗法 – 食
谱 Ⅳ . ① R247.1 ② TS972.161

中国版本图书馆 CIP 数据核字 (2015) 第 049195 号

食在好吃系列

高血压就要这样吃

主　　　编	甘智荣
责 任 编 辑	樊　明　　葛　昀
责 任 监 制	方　晨
出 版 发 行	江苏凤凰科学技术出版社
出版社地址	南京市湖南路 1 号 A 楼，邮编：210009
出版社网址	http://www.pspress.cn
印　　　刷	天津丰富彩艺印刷有限公司
开　　　本	718 mm×1 000 mm　1/16
印　　　张	10
插　　　页	4
字　　　数	250 000
版　　　次	2015年10月第1版
印　　　次	2021年7月第3次印刷
标 准 书 号	ISBN 978-7-5537-4253-3
定　　　价	29.80元

图书如有印装质量问题，可随时向我社印务部调换。

前言 Preface

高血压是最常见的心血管疾病之一，已成为全球范围内的重大公共卫生问题。医学研究证明，早期预防、持续治疗、养成健康的生活方式可使 75% 的高血压患者及其并发症得到控制。由此可见，加强对高血压的认识以及自身管理，对于防治高血压有重要的意义，而合理饮食是高血压患者进行自我管理的一项重要内容。

虽然高血压严重威胁着人们的健康，但是国内外许多成功的经验告诉我们，高血压是可防可治的。研究表明，保持健康的生活方式可使高血压的发病率减少 55%；对高血压进行及时合理的治疗，可使高血压的严重并发症再减 50%。关键在于人人都应自觉地提高保健意识，严格控制自身的生活方式，认真配合医生的治疗，健康长寿是可以实现的。

那么什么是健康的生活方式呢？健康的生活方式是指均衡饮食、适当运动、戒烟限酒、心态平衡等。在日常生活中，对于许多高血压患者来说，哪些食物能吃哪些食物不能吃，是他们最关心的问题之一。本书重点针对这个问题，列举了高血压患者适宜吃的食物，在适宜吃的食物中又细分为家常菜类、汤羹粥类、果蔬汁类和茶饮类。书中详细介绍了每种食物的名称、适用量、降压作用、食疗作用、食用建议，以及其缓解高血压并发症的好处等，详解其原料及制作过程，使高血压患者能够合理安排自己一天的饮食。此外，每一道食谱均配有精美图片，让读者一看就懂、一学就会。

合理饮食是控制高血压的一项重要内容。研究显示，膳食中由大量水果和蔬菜、低脂肪的奶制品来代替富含饱和脂肪酸的食物的饮食习惯，可使血压大大降低。改善膳食结构的益处不仅在于可降低血压，还可降低心血管疾病及癌症的发病率。而限盐及减轻体重甚至可以使相当数量的老年高血压患者安全停服抗高血压药物。那么怎样才能做到呢？看完本书你就知道了。

衷心希望本书能对高血压患者及其家属有一定的帮助，也祝愿所有高血压患者能够早日康复。

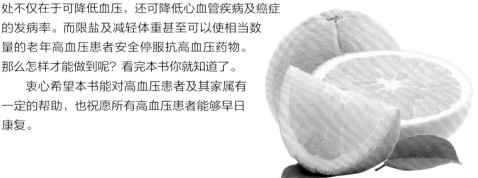

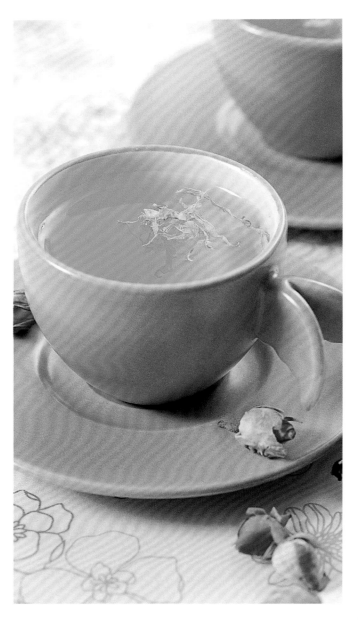

目录 Contents

PART 1
降压家常菜

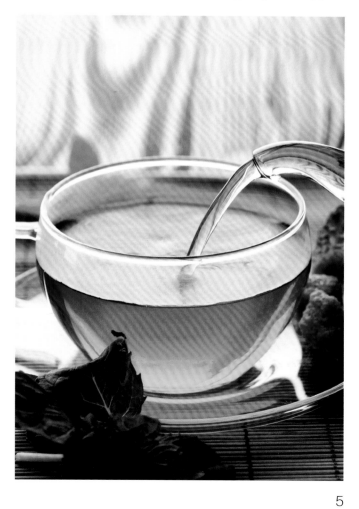

PART 2
降压汤羹粥

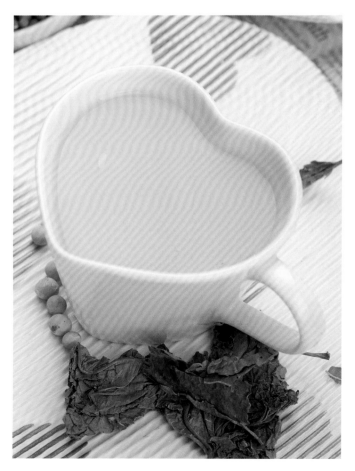

PART 3
降压果蔬汁

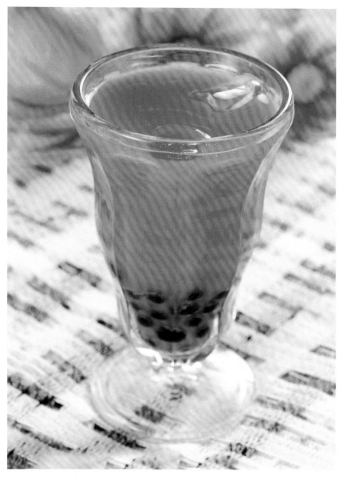

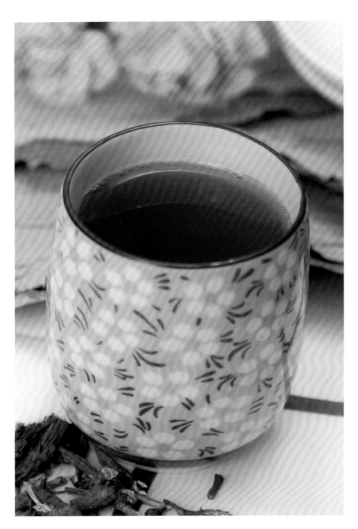

PART 4
降压花草茶

高血压疑惑大解析

什么是血压？

　　血压是指血液在血管内流动时，对血管壁产生的单位面积侧压力，它是由心脏、血管及在血管中流动的血液共同形成的。

　　我们平时用血压仪测量出来的数值主要是收缩压和舒张压。收缩压是指血压透过收缩作用输送血液的时候，血液流动的阻力（总末端神经系统阻力）增大，造成血压升高；这时心脏的左心室收缩，便会将心脏的血液输往大动脉，所产生的数值就称为收缩压，也就是高压。舒张压是指左心室结束收缩后，左心室和大动脉之间的左心室便会关闭，停止血液输送，这时血液会从左心房流到左心室，形成左心室扩张的现象；另一方面，血液输送到大动脉时，将使大动脉扩张，输送至全身的末梢动脉，此时的血压值最小，此数值是舒张时期的血压，也就是低压。

什么是高血压？

　　高血压是指收缩压（SBP）和舒张压（DBP）升高的临床综合征。血压有个体和性别的差异。一般说来，肥胖的人血压稍高于中等体格的人，女性在更年期前血压比同龄男性略低，更年期后动脉血压有较明显的升高。人群的动脉血压都随年龄增长而升高，很难在正常与高血压之间划一明确的界限。

　　国际上，高血压定义与诊断分级标准一般规定：SBP ≥ 140 毫米汞柱（18.67 千帕）和 DBP ≥ 90 毫米汞柱（12.0 千帕）为高血压。我国近年公布的高血压防治指南对于血压水平的分类和定义是这样阐述的：收缩压 < 120 毫米汞柱（16.0 千帕）并且舒张压 < 80 毫米汞柱（10.67 千帕）的，称为正常血压；收缩压为 120 ~ 139 毫米汞柱（16.0~18.53 千帕）和（或）舒张压为 80 ~ 89 毫米汞柱（10.67~11.87 千帕）的，称为正常高值；收缩压 ≥ 140 毫米汞柱（18.67 千帕）和（或）

舒张压 ≥ 90 毫米汞柱（12 千帕）的，就可以诊断为高血压。其中，收缩压 ≥ 140 毫米汞柱（18.67 千帕），但是舒张压 < 90 毫米汞柱（12 千帕）的，称为单纯收缩期高血压；收缩压为 140 ~ 159 毫米汞柱（18.67~21.2 千帕）和（或）舒张压为 90 ~ 99 毫米汞柱（12~13.2 千帕）的为 1 级高血压，也称为轻度高血压；收缩压为 160 ~ 179 毫米汞柱（21.33~23.86 千帕）和（或）舒张压为 100 ~ 109 毫米汞柱（13.33~14.53 千帕）的为 2 级高血压，也称为中度高血压；收缩压 ≥ 180 毫米汞柱（24 千帕）和（或）舒张压 ≥ 110 毫米汞柱（14.67 千帕）的为 3 级高血压，也称为重度高血压。

高血压有哪些主要症状？

　　高血压的常见症状有头晕、头痛、烦躁、心悸、失眠、注意力不集中、记忆力减退、肢体麻木等，其往往因人、因病期而异。

　　高血压早期多无症状或症状不明显，偶尔体检测血压时会被发现。头晕为高血压最常见的症状，常在患者突然下蹲或起立时出现，有些头晕则是持续性的。头痛多为持续性钝痛或搏动性胀痛，甚至有炸裂样剧痛，常在早晨睡醒时发生，起床活动一会儿或饭后逐渐减轻，疼痛部位多在额部两旁的太阳穴或后脑勺。

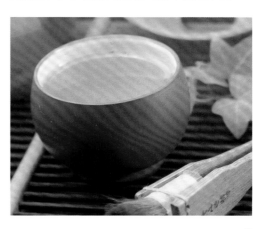

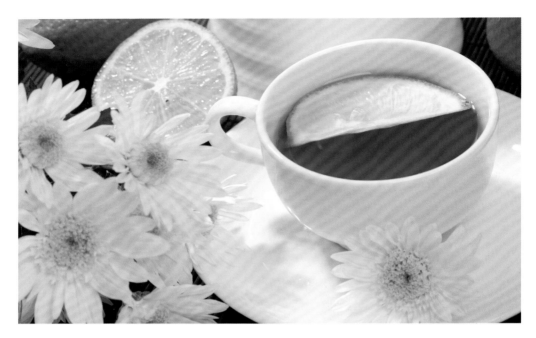

高血压患者性情大多比较急躁，遇事敏感、易激动，同时伴有心悸、失眠、睡眠不实、噩梦纷纭、易惊醒等症，这与大脑皮层功能紊乱及植物神经功能失调有关。高血压患者注意力不集中和记忆力减退的症状在早期多不明显，但随着病情发展而逐渐加重，这种症状也常成为促使患者就诊的原因之一。

此外，高血压患者还常有肢体麻木症状，常见手指、足趾麻木，皮肤有蚁行感，颈部及背部肌肉紧张、酸痛，部分患者常感手指不灵活。一般经过适当治疗后可好转，但若肢体麻木较顽固、持续时间长，而且固定出现于某一肢体，并伴有肢体乏力、抽筋、跳痛时，应及时就诊，以预防中风的发生。

引起高血压的"元凶"

通过流行病学调查和研究，目前认为高血压的患病概率与下列因素有密切的关系。

1. 摄入过多盐：在高血压众多的发病原因中，高盐饮食是引起高血压的一个重要原因，这已被越来越多的人所接受。

2. 遗传因素：根据医学界的研究，不论是高血压、低血压或者正常血压，血压的遗传因素都很强。当然这并不意味着父母有高血压，子女就一定有高血压。即使遗传了高血压的体质，只要养成清淡饮食、定期运动、作息正常的生活方式，也能有效地控制、稳定血压。

3. 饮酒过量：有资料表明，每日饮酒 30 毫升，其收缩压可增高 4 毫米汞柱（0.53 千帕），舒张压可增高 2 毫米汞柱（0.27 千帕），患高血压的概率为 50%；每日饮酒 60 毫升，收缩压可增高 6 毫米汞柱（0.8 千帕），舒张压可增高 2 ~ 4 毫米汞柱（0.27~0.53 千帕），患高血压的概率几乎为 100%。

4. 肥胖、便秘：肥胖和便秘已是现代社会最常见的疾病，它们也很容易引起高血压。

5. 肝脏疾病：全身的 70% 运转功能都是由肝脏来主控或协助完成的，很多慢性病都是因肝功能失常而直接或间接导致的，如痛风、脂肪肝等。

6. 糖尿病：Ⅱ型糖尿病与高血压有密切关系，近 40% 的 Ⅱ型糖尿病患者同时患有高血压，而在高血压患者中，则有 5% ~ 10% 的患者同时患有 Ⅱ型糖尿病。高血压与糖尿病是既独立但又关系密切的疾病。

降血压饮食原则

原则一：选择"二多三少"的食物

　　"二多"是指多蔬果、多粗粮。蔬果中含有大量的维生素、纤维素以及微量元素，这些营养物质对于控制血压、保持身体健康有很大的帮助。水果中的镁不仅能预防高血压的发生，还能治疗高血压。蔬菜中含钠盐极少，含钾盐较多，钾可起到一定的降压作用，因此多吃蔬菜还有降低血压的作用。粗粮中含有的膳食纤维可以减少肠道对胆固醇的吸收，促进胆汁的分泌，降低血液中的胆固醇水平，有效地预防冠心病和结石症的发生；膳食纤维还有增加饱腹感、通肠、增强抗病能力的作用。

　　"三少"是指少盐、少油、少加工。盐是导致高血压的重要"元凶"之一，高血压患者的饮食宜清淡，在烹饪饮食的过程中应该控制好盐、油等调味品的用量。对于早期型的高血压患者，单纯限制盐的摄入就有可能使血压恢复正常。对于中、高度高血压患者来说，限制盐的摄入量，不仅可以提高降压药物的疗效，而且有助于用药剂量减少。

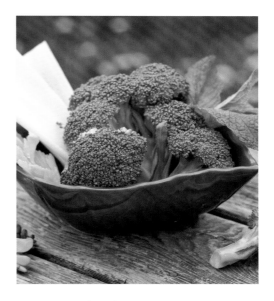

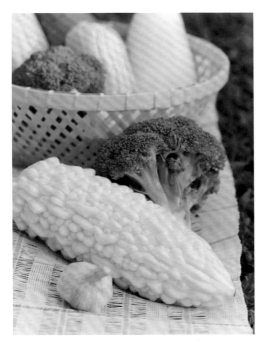

原则二：合理摄入蛋白质和脂肪

　　我们进食的目的是从食物中摄取均衡的各种营养素以满足身体各种反应、日常各种活动的需要，而合理均衡地摄取蛋白质和脂肪则是降低高血压的关键。其主要来源为：鱼禽肉蛋中能提供动物蛋白，蔬菜、谷物、豆类中能提供植物蛋白。缺乏蛋白质时容易出现疲劳、消瘦、水肿、神情呆滞等症状。在饮食疗法里，应尽量多吃植物性蛋白质。一般高血压患者每日每千克体重应摄入蛋白质 1 克，但是病情控制不好或消瘦者，可将每日摄入的蛋白质增至 1.2 ~ 1.5 克。这些蛋白质中，1/3 应该来自优质蛋白，如牛奶、鸡蛋、精瘦肉、大豆等。

　　每克脂肪能提供能量 9 千卡，一般占正常人体体重的 13.8%。脂肪能保证人体能量的吸收，就像汽车的备用油箱。脂肪能够保护内脏器官，减少它们之间的摩擦，并能起到固定内脏器官的作用；同时能够促进脂溶性维生素的吸收，令皮肤有弹性。其主要来源有：食用油、肉类、蛋类、乳制品及坚果。缺乏脂肪皮肤会干而无光、弹性不足，受到撞击内脏容易受伤。脂肪的摄入量与动脉粥样硬化的发生、发展有着密切关系。脂肪的摄入量增加过多很容易造成肥胖，高血压患者必须严格控制脂肪的摄入量，每日摄入总量不得超过 40 克。

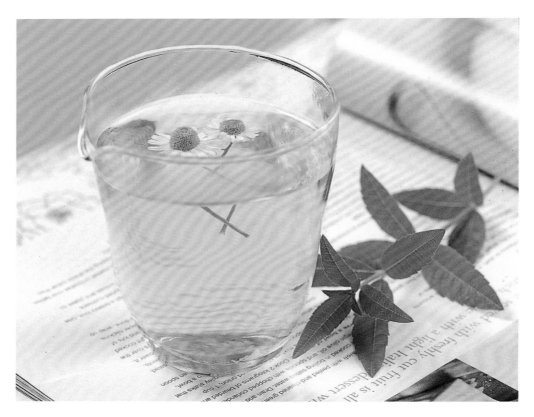

高血压患者饮食禁忌

忌长期高胆固醇饮食

　　肥肉是含有饱和脂肪酸的动物性脂肪，长期过多食用肥肉，会使血液中的胆固醇含量增高，胆固醇堆积在动脉内壁上可使动脉管腔变窄，从而影响供血，引起头晕、头痛，甚至动脉硬化。年龄在40岁以上的高血压患者应特别注意日常饮食。

不宜大量饮用葡萄酒

　　高血压患者宜少量饮用葡萄酒，每月可饮一两次。少量饮用葡萄酒有扩张血管、活血通脉、消除疲劳的功效。但是，酒精会部分抵消某些降压药的作用，不能将饮酒当作一种治疗手段。

不可长期饱食

　　长期饱食，摄入的营养量超过身体的需要量，不但会让过多的脂肪贮存在体内，而且糖和蛋白质也会在体内转化成脂肪贮存起来，造成腹压增高、腹部向外突出。长期饱食不利于人体健康，会使人未老先衰，并诱发胆囊炎、糖尿病等，高血压患者更应注意。

不宜大量食用天然盐

　　盐分为两种，一种是粗盐，即天然盐，是从海水中提取制成；另一种是精盐，是用真空式蒸发罐将粗盐进行提纯而成。粗盐中矿物质的含量很少，难以满足维持身体健康所必需的矿物质。因此，粗盐不宜大量食用。

少喝或不喝冷饮

　　高血压患者应不喝或者尽量少喝冷饮。因为冷饮进入胃肠后会突使血管收缩、血压升高，加重病情，并容易引发脑出血。

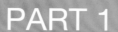

PART 1

降压家常菜

　　我们吃食物的目的是从食物中摄取均衡的各种营养素以满足身体各种反应、日常各种活动的需要，而合理均衡地摄取蛋白质和脂肪则是降低血压的关键。生活中蛋白质的主要来源就是肉、鱼、禽、蛋、谷物等，怎样合理地搭配是一个重要的问题，本章介绍的降压类家常菜，可以帮你轻松解决这些问题。

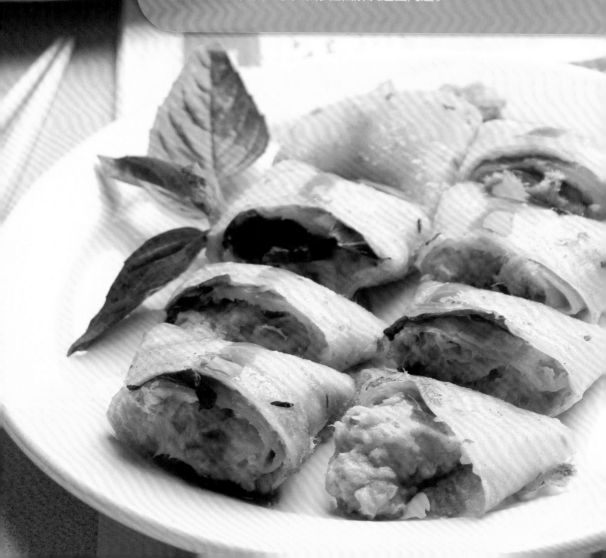

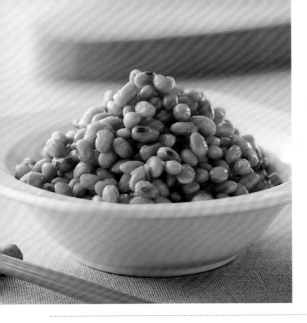

醋渍黄豆

材料

黄豆 40 克，红砂糖 10 克，白醋 5 毫升

做法

① 将黄豆洗净，用清水浸泡 8 小时备用。

② 将黄豆放入蒸笼里，中火蒸 1 小时，取出。

③ 锅洗净，置火上，将红砂糖和半碗水一同放入锅内，用中火煮沸，放入已蒸好的黄豆，煮至水快收干时加入白醋炒匀即可。

清炒红薯丝

材料

红薯 200 克，盐 3 克，鸡精、葱花、食用油各适量

做法

① 红薯去皮，放入清水中洗净，切丝备用。

② 锅洗净，置火上，加入食用油烧热，放入红薯丝炒至八成熟，加盐、鸡精炒匀。

③ 待熟装盘，撒上葱花即可。

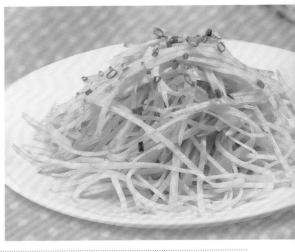

豌豆拌豆腐丁

材料

豌豆 100 克，胡萝卜 100 克，豆腐 100 克，盐、醋、香油各适量

做法

① 将胡萝卜、豆腐洗净，切丁；豌豆洗净。

② 把胡萝卜、豌豆放入沸水中焯熟后控水，与豆腐一起放在盘中。

③ 加盐、醋、香油拌匀即可，拌的时候要小心，以免弄碎豆腐。

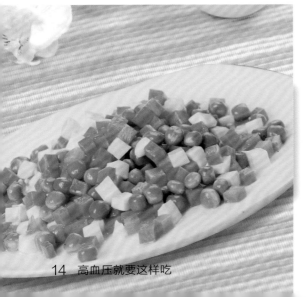

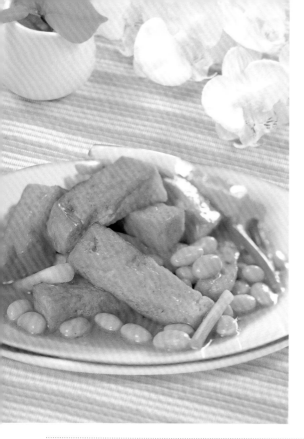

黄豆烧豆腐

材料

豆腐 500 克，黄豆 100 克，盐、味精、葱段、生姜末、鲜汤、水淀粉、香油、食用油各适量

做法

❶ 将黄豆洗净，放入沸水中焯一下；豆腐洗净，切块。

❷ 炒锅洗净，置火上，加入食用油烧热，然后放入豆腐块煎至两面金黄时出锅。

❸ 葱、生姜分别煸香，加入盐、鲜汤烧沸，然后放入豆腐、黄豆，烧至入味，用水淀粉勾芡，加味精，淋上香油，出锅即成。

专家点评

本菜中不含胆固醇，能清热化湿，为高血压、高脂血症、高胆固醇及动脉硬化、冠心病患者的食疗佳肴。此外，黄豆中的各种矿物质对缺铁性贫血患者有益。

奶白菜炒黑木耳

材料

奶白菜 250 克，黑木耳 40 克，红椒 50 克，盐、味精、食用油各适量

做法

❶ 奶白菜洗净切段；黑木耳泡发，洗净切小块；红椒去籽，洗净切片。

❷ 锅中倒入食用油烧热，放入黑木耳和红椒翻炒，加入奶白菜，快速翻炒。

❸ 最后加入盐和味精，炒匀即可。

专家点评

本菜具有降血压、降血脂、清热泻火、保护血管等功效，适合高血压、高脂血症、冠心病等患者食用，常食还能预防便秘。

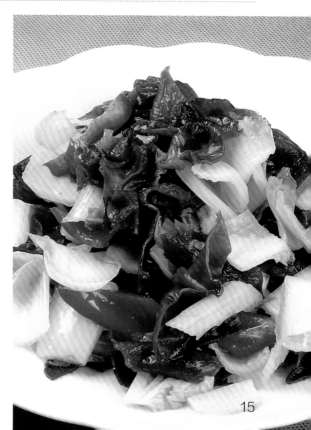

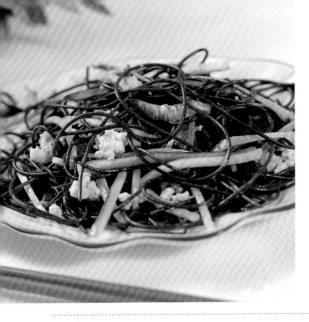

肉丝黄瓜拌荞麦面

材料
牛肉 200 克，黄瓜 100 克，荞麦面 150 克，红椒 1 个，盐、味精、香油各适量

做法
① 黄瓜洗净，切成丝；牛肉洗净，切丝，放入沸水中焯熟；红椒洗净，切丝。
② 锅内加水烧开，放入荞麦面煮熟，捞出。
③ 将荞麦面、牛肉丝、黄瓜丝、红椒丝和调味料一起拌匀即可。

枸杞炒玉米

材料
甜玉米粒 300 克，枸杞子 100 克，盐、食用油、味精、水淀粉各适量

做法
① 锅置火上，注入适量清水煮沸，将甜玉米粒和枸杞子分别放进沸水中焯一下。
② 炒锅洗净，置于火上，加入适量食用油烧热，然后倒入甜玉米粒、枸杞子、盐、味精一起翻炒至玉米熟。
③ 最后用水淀粉勾芡即可。

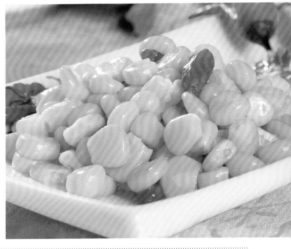

黑米包菜饭

材料
黑米 150 克，包菜 200 克，胡萝卜 50 克，鸡蛋 1 个，葱花适量

做法
① 黑米用清水浸泡；包菜洗净切丝；胡萝卜洗净削皮切丝；包菜丝、胡萝卜丝、黑米一起放入电饭锅里，注入适量清水煮制。
② 鸡蛋打匀，煎成蛋皮，切丝。
③ 待电饭锅开关跳起，续焖 10 分钟，盛出，撒上蛋丝、葱花即成。

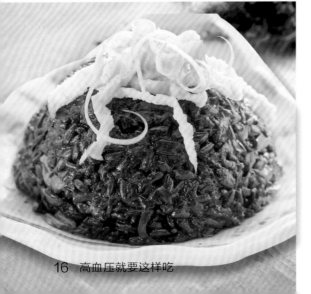

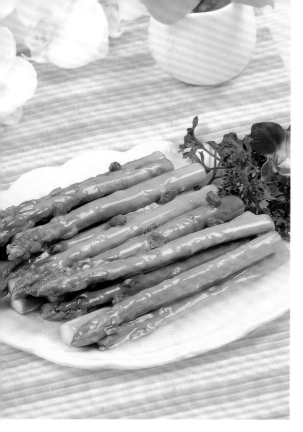

清炒芦笋

材料

芦笋 350 克，食用油、盐、鸡精、醋、枸杞子各适量

做法

① 将芦笋择洗干净，沥干水分，切去老根，备用。

② 炒锅加入适量食用油烧至七成热，放入芦笋，翻炒，放入适量醋炒匀。

③ 最后调入盐和鸡精，炒入味后，撒上枸杞子装盘即可。

专家点评

　　芦笋富含多种氨基酸、蛋白质和维生素，含量均高于一般水果和蔬菜，特别是芦笋中的天冬酰胺和微量元素等，对高血压、心脏病等疾病均有一定的疗效。高血压患者常食此款菜肴，既能降低血压，还可增强食欲、帮助消化、补充维生素和矿物质、均衡营养。

土家豆腐钵

材料

豆腐 200 克，洋葱 15 克，高汤 300 毫升，青椒、红椒各 10 克，辣椒油、胡椒粉、香菜、食用油、盐各适量

做法

① 豆腐过滚水切片；青椒、红椒洗净切段；洋葱洗净切块。

② 锅内放入适量食用油，将豆腐煎至两面金黄，放入洋葱，加辣椒油、青椒、红椒、盐炒匀，倒入高汤烧 3 分钟，放入胡椒粉拌匀出锅，然后撒上香菜即可。

专家点评

　　豆腐中含有丰富的大豆卵磷脂，有益于神经、血管、大脑的生长发育，其所含的豆固醇还能抑制胆固醇的摄入，对降低血压和血脂有很大的帮助。洋葱可以降低血管脆性、保护动脉血管，对心脑血管疾病有很好的食疗效果。

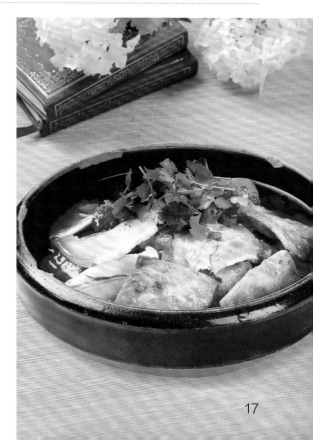

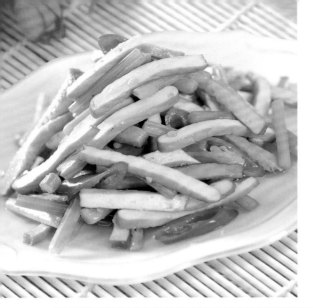

香干芹菜

材料

香干3块，芹菜150克，盐、味精、食用油、红椒各适量

做法

❶ 将芹菜洗净切段；红椒洗净，切圈。

❷ 香干切成条备用；锅置火上，注入清水煮沸，香干焯烫后捞起，沥干水分备用。

❸ 锅洗净，置于火上，倒入适量的食用油烧热，放入准备好的芹菜、香干和红椒，调入盐和味精，炒熟，装盘即可。

泡椒拌蚕豆

材料

蚕豆300克，泡红椒20克，盐、味精、香油各适量

做法

❶ 蚕豆去外壳，再剥去豆皮，洗净。

❷ 泡红椒洗净，切小粒。

❸ 将蚕豆放入蒸锅内隔水蒸熟，取出放凉，放盘内，加入泡椒粒、盐、香油、味精，拌匀即成。

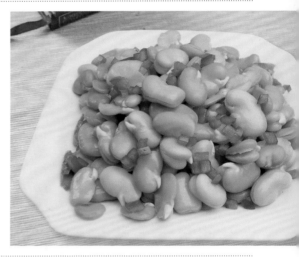

蒜泥蒸鲫鱼

材料

鲫鱼1条，肉片250克，蒜泥50克，盐、味精、酱油、葱丝、葱片、姜片、姜丝、红椒丝、食用油、香油各适量

做法

❶ 鲫鱼处理干净，抹盐和味精腌制入味。

❷ 鲫鱼上放肉片、葱片、姜片，蒸熟后去掉葱姜；加葱丝、姜丝、红椒丝，淋上热油。

❸ 蒜泥加盐、酱油和香油调匀，跟鲫鱼一同上桌，蘸食即可。

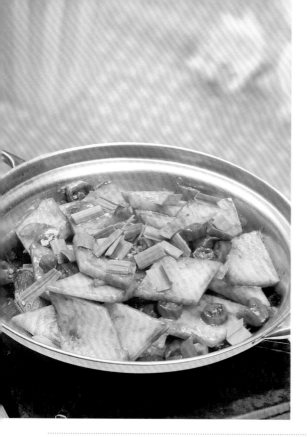

干锅红薯片

材料

红薯 500 克，红椒 20 克，蒜苗 5 克，鸡精、酱油、盐、辣椒油、水淀粉、食用油各适量

做法

❶ 红薯去皮，洗净，切片备用；红椒去蒂，用清水洗净，切圈；蒜苗洗净，切段。

❷ 锅洗净上火，下食用油烧热，放入红薯炒片刻，加盐、鸡精、红椒、酱油、辣椒油炒匀。

❸ 炒至快熟时，放入蒜苗略炒，加水淀粉勾芡，最后盛入干锅中用小火烧熟即可。

专家点评

　　本菜具有健脾补虚、开胃消食、润肠通便、降压降脂的功效，尤其适合体虚便秘、食欲不振、高脂血症、高血压患者食用。红薯有降低血液中的胆固醇含量和和降血压的作用，可防治高血压、高脂血症和动脉硬化等症。

蒜薹炒山药

材料

山药 200 克，蒜薹 200 克，盐、红椒、味精、食用油各适量

做法

❶ 将山药去皮洗净，斜切成片；蒜薹洗净，切段；红椒洗净切丝。

❷ 热锅放入食用油，放入蒜薹段和山药片翻炒至八成熟，加入红椒丝翻炒至熟，加入盐、味精炒匀即可。

专家点评

　　本菜可健脾益气、杀菌、消食，并且还有降低血压和血脂、防止血栓形成、减少脑血管栓塞的作用，能够有效防治冠心病及动脉硬化。

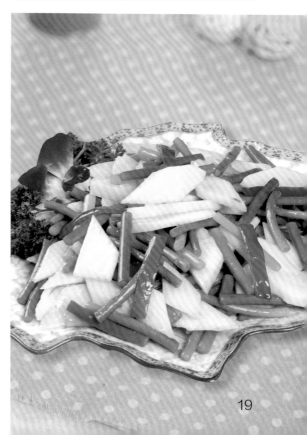

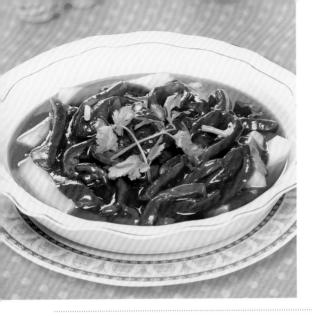

凉粉烧海参

材料

海参 300 克，凉粉 200 克，干红辣椒 10 克，盐、酱油、醋、辣椒油、香菜、食用油各适量

做法

❶ 海参洗干净，切条；凉粉洗净，切块；香菜、干红辣椒均洗干净，切碎备用。

❷ 热锅下食用油，放入干红辣椒炒香，放入海参翻炒，加盐、酱油、醋、辣椒油炒匀，加适量清水，放入凉粉，焖烧至熟，装盘，放入香菜装饰即可。

姜葱肉蟹

材料

螃蟹 400 克，姜、葱白各 20 克，盐、醋、食用油、香菜、料酒、鸡精各适量

做法

❶ 螃蟹处理干净，用盐、料酒腌制，放入蒸笼中蒸熟，取出备用。

❷ 姜洗净，切片；葱白、香菜洗净，切段。

❸ 油锅烧热，放入姜片、葱白炒香后放入螃蟹，烹入盐、醋，炒至汁干后调入鸡精，撒上香菜即可。

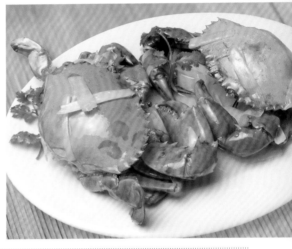

洋葱蟹肉

材料

螃蟹 300 克，洋葱 100 克，盐、食用油、姜片、小红椒、葱段、鸡精、圣女果、酱油各适量

做法

❶ 螃蟹洗净斩块，放入油锅里炸熟，捞出。

❷ 洋葱洗净，切丝；小红椒洗净，对半切开；圣女果洗净，对半切开摆盘装饰。

❸ 油锅烧热，放入姜片、小红椒煸香，再加入洋葱，加盐翻炒片刻后倒入螃蟹，烹入酱油，炒 1 分钟后调入鸡精即可。

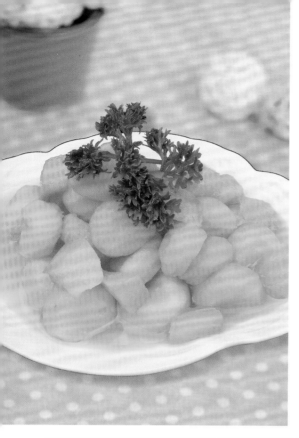

橙汁马蹄

材料

马蹄 400 克，橙汁 100 毫升，白糖 30 克，水淀粉 25 毫升

做法

❶ 马蹄洗净，去皮切块，放入沸水中煮熟，捞出沥干水分备用。

❷ 橙汁放入锅中加热，再放入白糖，以水淀粉勾芡成汁。

❸ 将加工好的橙汁淋在马蹄上，腌制入味即可食用。

专家点评

马蹄皮色紫黑，肉质洁白，自古即有"地下雪梨"之美誉，北方人视之为"江南人参"。马蹄既可作为水果，又可算作蔬菜，是受大众喜爱的时令食品。本品中马蹄含有粗纤维，可防止便秘、清热解毒，橙汁富含的维生素 C，有软化血管的作用。

莴笋烩蚕豆

材料

莴笋 200 克，蚕豆 100 克，胡萝卜 50 克，盐、枸杞子、鸡精、醋、水淀粉、食用油各适量

做法

❶ 莴笋去皮洗净，切菱形块；蚕豆、枸杞子洗净备用；胡萝卜洗净，切菱形块。

❷ 锅中放入食用油烧热，放入蚕豆炒至五成熟时，再放入莴笋、胡萝卜、枸杞子一起炒，加盐、鸡精、醋调味。

❸ 将熟时用水淀粉勾芡，装盘即可。

专家点评

本菜具有强心、利尿、降脂、健脾、祛湿等作用，适合高脂血症、高血压患者食用。

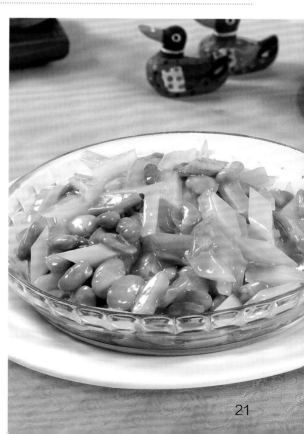

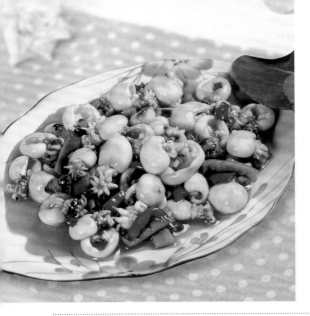

小炒章鱼

材料

章鱼 400 克，青椒、红椒、盐、味精、酱油、辣椒油、醋、食用油各适量

做法

① 章鱼用热水焯烫；青椒、红椒洗净切片。

② 锅置火上，注入食用油烧热，放入章鱼翻炒至七成熟，加入青椒、红椒炒匀。

③ 再加入盐、醋、酱油、辣椒油炒至熟后，加入味精调味，起锅装盘即可。

脆椒章鱼

材料

章鱼肉400克，干辣椒100克，芝麻、盐、味精、醋、酱油、料酒、食用油各适量

做法

① 章鱼肉洗净，切块；干辣椒洗净，切圈。

② 锅洗净，置火上，注入食用油烧热，放入章鱼肉炒至熟，加入干辣椒、芝麻炒匀。

③ 再加入盐、醋、酱油、料酒炒至熟后，加入味精调味，起锅装盘即可。

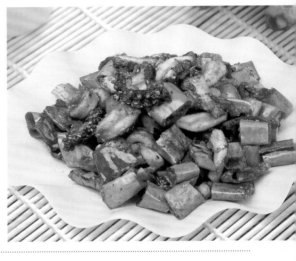

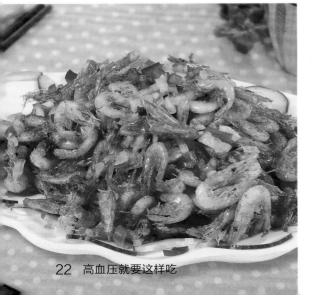

炒虾皮

材料

小河虾 200 克，虾皮 100 克，红椒 50 克，盐、料酒、香油、葱末、蒜末、食用油各适量

做法

① 小河虾、虾皮洗净；红椒洗净切丁。

② 油锅烧热，放葱、蒜炒香，烹入料酒，倒入小河虾炒至八成熟。

③ 加入虾皮、红椒略炒，调入盐、香油炒匀即可。

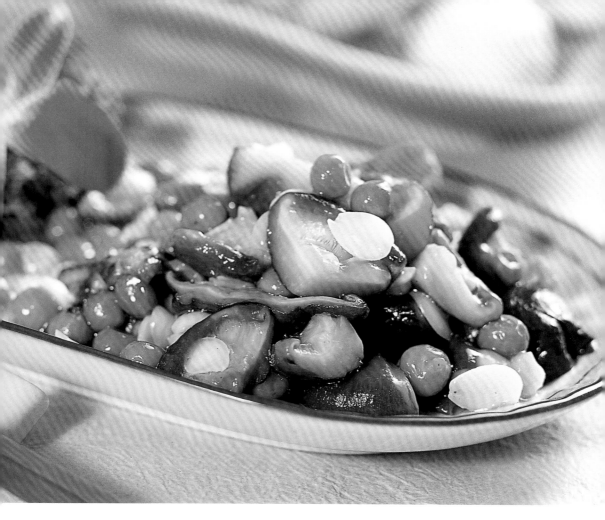

豌豆炒香菇

材料

水发香菇 150 克，银杏肉 50 克，豌豆 30 克，盐、味精、酱油、高汤、白糖、水淀粉、香油、食用油各适量

做法

1. 水发香菇去掉杂质，用清水洗净，沥干水分切块；豌豆洗净；银杏肉洗净，放入油锅略炸备用。
2. 炒锅烧热，放入食用油，投入香菇、银杏肉和豌豆，略煸炒。
3. 加盐、白糖、高汤、酱油、味精，用大火烧沸后改小火，炖至入味，再用水淀粉勾芡，淋上香油即成。

专家点评

本菜中银杏肉含有丰富的维生素 C、钙、钾、镁等元素以及银杏酸等成分，能扩张微血管、促进血液循环；香菇中含有香菇多糖，能增强人体的免疫功能，还能降血压、降血脂、降胆固醇，预防动脉硬化、肝硬化等病；豌豆中富含钾、钙、镁等元素，也是降血压的佳品。

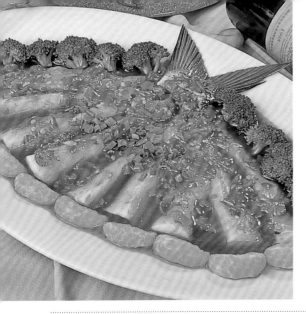

剁椒草鱼尾

材料

草鱼尾 300 克，红椒粒、料酒、盐、葱花、食用油、面粉各适量

做法

1. 草鱼尾处理干净，用盐、料酒腌制入味。
2. 面粉加水调匀，涂抹在鱼尾上，在盘中摆好，入蒸笼蒸 8 分钟后取出。
3. 锅中加入食用油烧热，将红椒粒、葱花炒香，起锅，淋在盘中鱼尾上，出菜前配上盘饰摆出造型即可。

蚕豆拌海蜇头

材料

海蜇头 200 克，蚕豆 100 克，红椒、盐、醋、味精、生抽各适量

做法

1. 蚕豆洗净，加入适量清水浸泡待用；海蜇头洗净，切片；红椒洗净，切片。
2. 锅洗净，置于火上，注入适量清水烧沸，分别放入海蜇头、蚕豆、红椒焯熟，捞起沥干，放凉后装入盘中。
3. 加入盐、味精、醋、生抽拌匀即可。

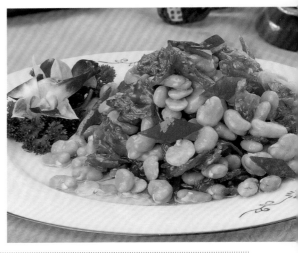

黄瓜炒虾仁

材料

黄瓜 300 克，虾仁 100 克，红椒、盐、味精、水淀粉、料酒、香油、食用油各适量

做法

1. 黄瓜洗净去皮切厚片；红椒洗净切片备用；虾仁洗净加入适量料酒腌制片刻。
2. 锅中加食用油烧热，放入虾仁稍炒捞出。
3. 用余油炒黄瓜，炒至将熟时倒入虾仁，放入红椒、盐、味精翻炒片刻，淋上香油，用水淀粉勾芡之后便可出锅。

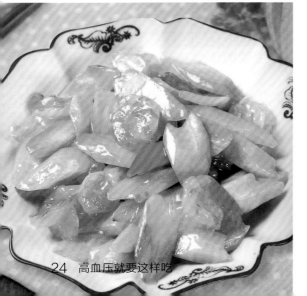

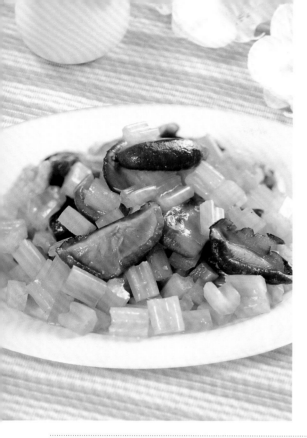

芹菜炒香菇

材料

芹菜 400 克，水发香菇 50 克，盐、淀粉、酱油、味精、食用油、醋、胡萝卜各适量

做法

❶ 芹菜去叶、根，洗净剖开，切成段待用；香菇洗净切片；胡萝卜洗净切丁。

❷ 盐、醋、味精、淀粉混合后装在碗里，加水约 50 毫升兑成芡汁待用。

❸ 炒锅烧热，倒入食用油烧至无泡沫、冒青烟时，放入芹菜煸炒 2 ~ 3 分钟，投入香菇片和胡萝卜丁迅速炒匀，再加入酱油稍炒，淋入芡汁速炒，起锅即成。

专家点评

　　芹菜含降压成分，香菇可预防血管硬化，降低人体血压。常吃本品对于高血压、动脉硬化有一定的防治作用。

酱烧腐竹

材料

腐竹 300 克，青椒、红椒各 10 克，盐、味精、生抽、豆瓣酱、食用油各适量

做法

❶ 腐竹洗净泡发，入开水中焯水后捞出沥干，切斜段；青椒、红椒洗净切好。

❷ 油锅烧热，放入腐竹以大火翻炒，加入青椒、红椒、豆瓣酱、生抽炒匀。

❸ 炒至腐竹颜色变深，再加适量水焖 2 分钟，加入盐和味精调味即可。

专家点评

　　腐竹中所含有的磷脂能降低血液中的胆固醇含量，有防治高脂血症的效果。而辣椒富含辣椒素，可发汗降脂，对肥胖者有较好的作用。因此，本菜具有降脂减肥、增强食欲的功效，可用于肥胖症、高脂血症以及胃口不佳者的辅助治疗。

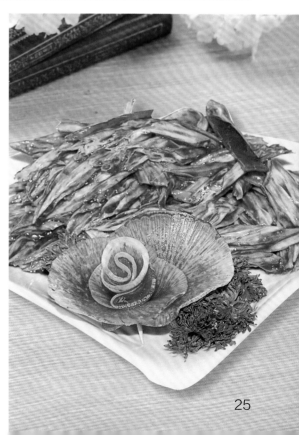

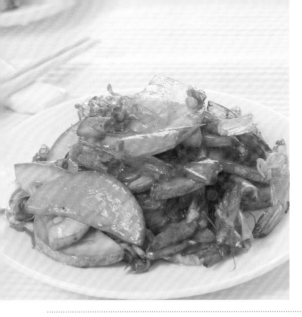

虾皮西葫芦

材料

西葫芦 300 克，虾皮 100 克，盐、酱油、食用油各适量

做法

① 西葫芦洗净，切片备用；虾皮洗净。

② 锅中加水烧沸，放西葫芦焯烫片刻，沥干水；油锅烧热，放入虾皮炸至金黄色。

③ 锅中留少量油，将西葫芦和虾皮一起倒入锅中翻炒，再调入酱油和盐，炒匀即可。

干贝蒸萝卜

材料

萝卜 100 克，干贝 30 克，盐、红椒各适量

做法

① 干贝泡软，备用；红椒洗净切条。

② 萝卜削皮洗净，切成圈段，中间挖一小洞，将干贝一一塞入，装于盘中，将盐均匀地撒在上面。

③ 将盘移入锅中，蒸至熟，续焖一会儿装盘放上红椒条即可。

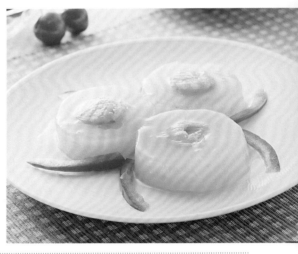

银鱼苦瓜

材料

银鱼干 200 克，苦瓜 300 克，盐、鸡精、白糖、料酒、食用油各适量

做法

① 将银鱼干洗净晾干；苦瓜洗净切片。

② 锅洗净，置于火上，加入适量食用油烧热，放入银鱼干炸香捞出。

③ 锅内留油，放入准备好的苦瓜片炒熟，放适量的盐、鸡精、白糖、料酒调味，再加入准备好的银鱼干，翻炒均匀即成。

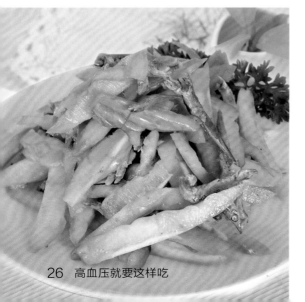

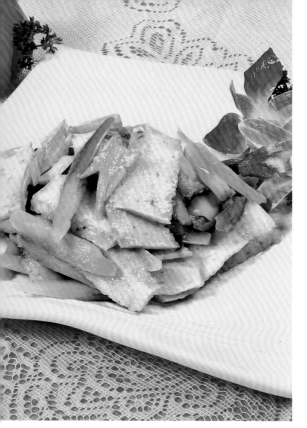

芥蓝炒香干

材料

香干 250 克，芥蓝 150 克，盐、味精、生抽、红椒、水淀粉、食用油各适量

做法

❶ 香干用清水洗净，沥干后切斜片备用；芥蓝用清水洗净，斜切段，然后将其放入沸水中焯至八分熟，捞出沥干备用；红椒用清水洗净，切片备用。

❷ 锅洗净，置于火上，注入适量食用油烧热，放入香干稍炒，加入芥蓝和红椒，调入生抽炒至熟。

❸ 加盐和味精调味，用水淀粉勾薄芡，炒匀即可。

专家点评

　　本菜中芥蓝可刺激人的味觉神经，增进食欲。香干有清除胆固醇、防止血管硬化、预防心血管疾病的作用。

西芹拌玉米

材料

西芹 350 克，玉米粒 200 克，香油、鸡精、红椒块、盐各适量

做法

❶ 将西芹洗净，切成块；玉米粒洗净备用。

❷ 将西芹和玉米粒放入沸水锅中焯水，捞出沥干，装盘。

❸ 加入香油、红椒块、盐和鸡精，搅拌均匀即可。

专家点评

　　玉米含有钙、硒、卵磷脂、维生素 E，具有降低血清胆固醇，预防高脂血症、高血压、冠心病等作用；西芹含有丰富的膳食纤维，能促进肠胃蠕动，减少胆固醇和脂肪在肠道内的停留时间，还能有效预防便秘。此外，芹菜中所含的芹菜碱和甘露醇等活性成分，有降低血脂、血压的作用。

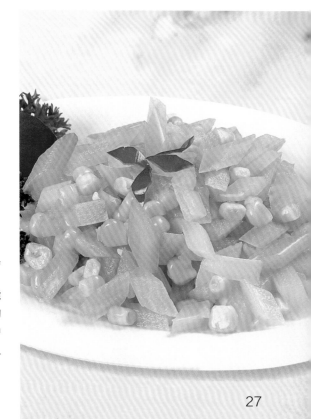

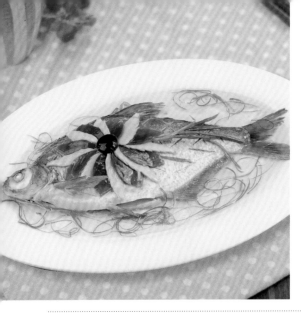

清蒸武昌鱼

材料

武昌鱼800克，火腿片30克，新鲜鸡汤、食用油、料酒、盐、胡椒粉、姜片、葱丝各适量

做法

1. 鱼身处理好后两侧划刀，抹上盐和料酒，腌制片刻。
2. 鱼身抹油，将火腿片、姜片放鱼身上，入蒸笼蒸约15分钟。
3. 鸡汤烧沸，将鸡汤淋在鱼身上，然后撒上适量胡椒粉、葱丝即可。

凉拌海藻丝

材料

海藻350克，红椒、盐、香油各适量

做法

1. 将海藻洗净，切丝；红椒洗净，切圈。
2. 海藻丝与适量的红椒圈（红椒圈的分量可按照个人口味调整）一同放入开水锅中焯水后捞出，调入盐拌匀，再淋上适量香油即可。

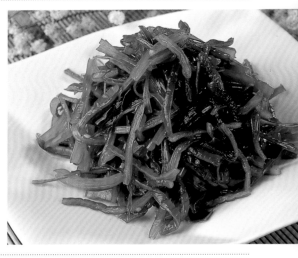

辣椒炒兔肉

材料

兔肉200克，辣椒150克，姜丝、葱丝、盐、鸡精、食用油各适量

做法

1. 兔肉洗净，切丝；辣椒洗净，去籽切丝。
2. 锅烧热放入适量食用油，将兔肉丝、辣椒丝分别放入锅中过一下油，捞出沥干。
3. 再起油锅，先下姜丝、葱丝爆香，再放入兔肉丝与辣椒丝一起炒匀，加盐、鸡精调好味即可。

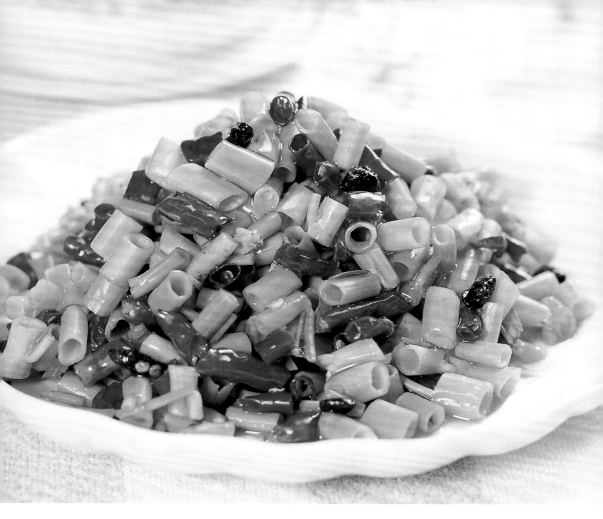

尖椒炒空心菜梗

材料

空心菜 500 克,红尖椒 50 克,蒜、盐、味精、陈醋、食用油各适量

做法

①将红尖椒洗净,去蒂,去籽,切段;蒜去皮切粒备用;空心菜择洗干净,去叶留梗,切小段备用。

②锅置火上,注入适量食用油烧热,放入尖椒段、蒜粒炒香。

③倒入空心菜梗,调入盐、味精、陈醋,炒匀入味即可。

专家点评

空心菜营养丰富,100 克空心菜含钙高达 147 毫克,维生素 A 的含量比西红柿高出 4 倍,维生素 C 的含量比西红柿高出 17.5%。空心菜宜大火快炒,不宜焖煮,以免维生素流失过多。空心菜对高血压、高脂血症都有较好的食疗作用,还能促进胃肠蠕动,预防便秘,避免高血压患者因排便用力过大引发血压升高,发生脑出血、猝死等症。

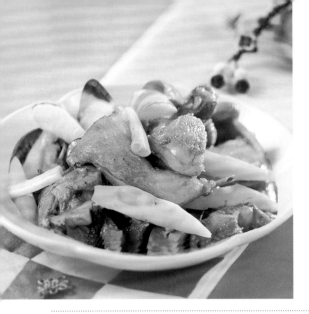

香菇烧鹌鹑

材料

鹌鹑2只，香菇50克，罗汉笋数片，盐、白糖、酱油、米酒、葱段、姜片、食用油各适量

做法

❶ 鹌鹑收拾干净，切成块；罗汉笋洗净，切成条；香菇洗净，切成片。

❷ 起油锅，投入鹌鹑烧至变色。

❸ 加入米酒、葱段、姜片、酱油、盐，加适量水，加盖焖烧，再放入香菇、罗汉笋、白糖，烧至入味即可。

苦瓜煲鹌鹑

材料

鹌鹑250克，苦瓜75克，枸杞子10克，清汤、盐、姜片各适量

做法

❶ 将鹌鹑收拾干净，斩块，焯水；苦瓜洗净，去籽，切块；枸杞子洗净备用。

❷ 净锅上火，倒入适量清汤，调入盐、姜片，一同放入鹌鹑、苦瓜、枸杞子，将其煲至熟即可食用。

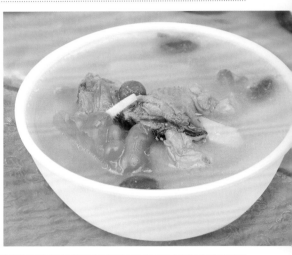

芹菜百合

材料

芹菜250克，百合100克，青椒、红椒各30克，盐、香油各适量

做法

❶ 将芹菜洗净，斜切成块；百合洗净；青椒、红椒洗净，切块。

❷ 锅洗净，置于火上，加水烧开，放入切好的芹菜、百合、红椒、青椒焯水至熟，捞出沥干水分，装盘待用。

❸ 加入香油和盐搅拌均匀即可食用。

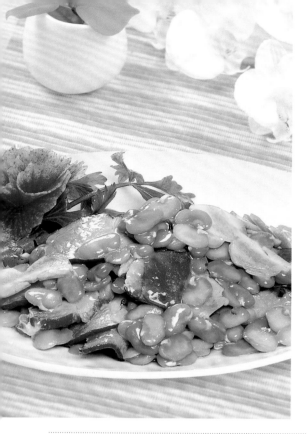

湘味蚕豆炒瘦肉

材料

蚕豆250克，瘦肉200克，胡萝卜50克，盐、醋、水淀粉、食用油各适量

做法

① 蚕豆去皮，洗净备用；瘦肉洗净，切片；胡萝卜洗净，切片。

② 热锅放入食用油，放入瘦肉略炒，再放入蚕豆、胡萝卜炒匀，加盐、醋调味。

③ 待熟，用水淀粉勾芡，装盘即可。

专家点评

本菜有开胃消食、润肠通便、降低血压、增强免疫力的功效，并且蚕豆和瘦肉都能够有效地给人体提供蛋白质；胡萝卜富含多种维生素以及矿物质，常食可改善微血管功能，降低血脂、血压、血糖，对高血压、冠心病、糖尿病、高脂血症都有一定的食疗作用。

红豆玉米葡萄干

材料

红豆100克，玉米粒200克，豌豆50克，葡萄干30克，盐、白糖、食用油各适量

做法

① 红豆泡发洗净。

② 玉米粒、豌豆均洗净备用。

③ 锅中放入食用油烧热，放入红豆、玉米粒、豌豆一起炒至五成熟，放入葡萄干，加盐、白糖调味，炒熟即可装盘。

专家点评

本菜具有滋阴生津、清热利尿、降压降脂、美容养颜的功效，适合高脂血症、高血压、贫血、尿道感染等患者食用。

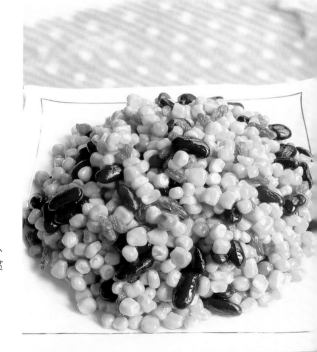

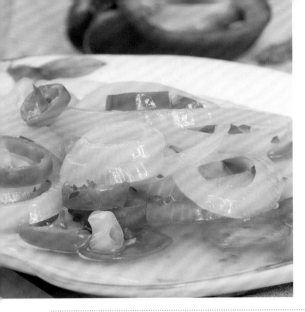

洋葱圈

材料

洋葱、青椒、红椒各 1 个，醋、盐、胡椒粉、味精、白糖、水淀粉、食用油各适量

做法

❶ 洋葱、青椒、红椒分别洗净切成圈备用。

❷ 炒锅洗净，置于火上，加入食用油，烧热后先放入青椒圈、红椒圈煸炒，再放入洋葱圈煸炒。

❸ 炒至五成熟时加盐、味精、醋、胡椒粉、白糖调味，用水淀粉勾薄芡即可出锅。

葱香胡萝卜丝

材料

胡萝卜 500 克，葱丝、姜丝、料酒、食用油、味精、盐、食用油各适量

做法

❶ 将胡萝卜洗净，去根，切成细丝。

❷ 油锅烧热，放入葱丝、姜丝炝锅，加料酒、胡萝卜丝煸炒，加适量水和盐焖炒。

❸ 待胡萝卜丝熟后再用味精调味，翻炒均匀，盛入盘中即成。

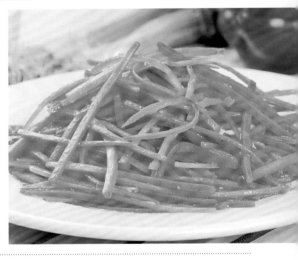

胡萝卜炒肉丝

材料

胡萝卜、猪肉各 300 克，料酒 10 毫升，盐、酱油、葱花、姜末、白糖、食用油各适量

做法

❶ 胡萝卜洗净，去皮切丝；猪肉洗净切丝。

❷ 油锅烧热，放入肉丝炒香，再调入料酒、酱油、盐、白糖，加入葱花和姜末，炒至肉熟。

❸ 再加入胡萝卜丝炒至入味即可。

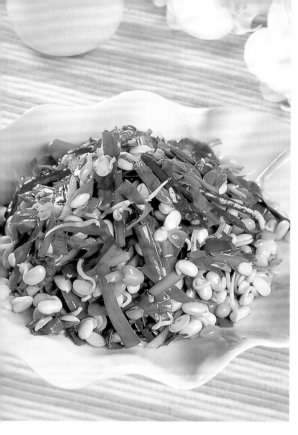

韭菜炒黄豆芽

材料

韭菜 200 克，黄豆芽 200 克，干辣椒 40 克，香油、食用油、盐、鸡精、蒜蓉各适量

做法

1. 将韭菜用清水冲洗干净，切段备用；黄豆芽洗净，沥干水分；干辣椒洗净，切段。
2. 锅洗净，置于火上，加食用油烧热，放入干辣椒和蒜蓉炒香，倒入黄豆芽翻炒，再倒入韭菜一起炒至熟。
3. 最后加入香油、盐、鸡精炒至味道均匀，装盘即可。

专家点评

　　韭菜有散淤、活血、解毒的功效，有利于人体降低血脂，防治冠心病、贫血、动脉硬化。黄豆芽具有降压、利尿、软化血管、预防动脉硬化等功效。

虎皮杭椒

材料

杭椒 500 克，酱油、醋、盐、白糖、食用油各适量

做法

1. 杭椒洗净去蒂去籽，沥干水待用。
2. 油锅烧热，放入杭椒翻炒至表面稍微发白和有焦糊点时，加入酱油和盐翻炒。
3. 炒至将熟时，加入醋、糖炒匀，转小火焖 2 分钟，收干汁水即可。

专家点评

　　杭椒中富含硒，能有效清除沉积在血管壁上的脂肪，降低血脂和胆固醇，防治动脉硬化。杭椒所含的辣椒素，能够促进脂肪的新陈代谢，有利于降脂减肥防病。综上，本菜能温中下气、散寒除湿、开胃消食、降脂减肥，尤其适合食欲不振者及高脂血症、肥胖症患者食用。

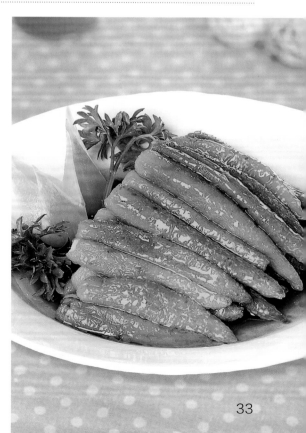

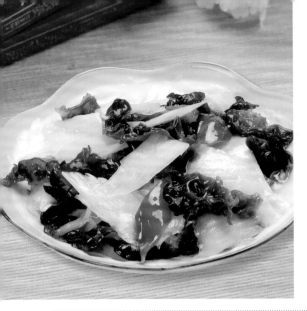

黑木耳炒白菜梗

材料

白菜梗 300 克，干黑木耳 40 克，红椒 50 克，盐、味精、水淀粉、食用油各适量

做法

❶ 白菜梗洗净，斜切片备用；干黑木耳泡发，洗净，撕块；红椒去籽，洗净切片。

❷ 锅中倒入食用油烧热，放入黑木耳和红椒片翻炒，加入白菜梗，炒熟。

❸ 加盐、味精，用水淀粉勾芡，炒匀即可。

白菜金针菇

材料

白菜 350 克，金针菇 100 克，水发香菇 20 克，红椒 10 克，盐、鸡精、香油各适量

做法

❶ 白菜洗净，撕片；香菇洗净，切块；金针菇去尾，洗净；红椒洗净，切丝备用。

❷ 炒锅洗净，置火上，放入适量香油加热，依次放入香菇块、金针菇、白菜片翻炒。

❸ 最后加入盐和鸡精，炒匀装盘，撒上红椒丝即可。

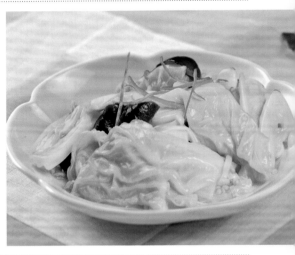

凉拌双笋

材料

竹笋 500 克，莴笋 250 克，盐、味精、白糖、香油各适量

做法

❶ 竹笋、莴笋分别去皮洗净，切成滚刀块。

❷ 将竹笋块投入开水锅中煮熟，捞出，沥干水分；莴笋块于锅中略焯水，捞出，沥干水分。

❸ 竹笋、莴笋都盛入碗内，加入盐、味精和白糖拌匀，再淋入香油调味即成。

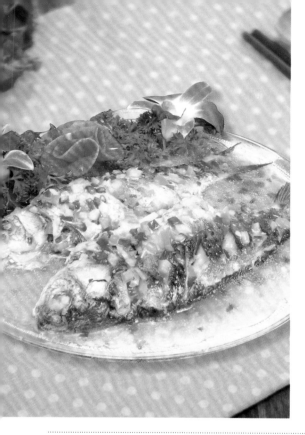

剁椒鲫鱼

材料

鲫鱼 2 条，剁椒、红椒、盐、料酒、葱花、姜末、食用油各适量

做法

❶ 鲫鱼洗净，在鱼身两面打上花刀，用盐、料酒涂抹均匀，腌制入味；红椒洗净，切碎；将剁椒、红椒、姜末撒在鱼身上，入蒸笼内。

❷ 锅洗净，置于火上，注入清水烧开，将鲫鱼放入锅中，用大火将鲫鱼蒸 8 ~ 9 分钟。

❸ 出锅，撒上葱花；锅中加食用油烧热，再将食用油淋在鱼身上即可。

专家点评

鲫鱼有补气健脾、利水降压的作用，能有效防治动脉硬化、高血压和冠心病，而红椒、剁椒含有丰富的辣椒素，能加速人体的新陈代谢，增强食欲，改善消化功能。

韭菜炒豆腐干

材料

韭菜 400 克，豆腐干 100 克，红椒 20 克，盐、鸡精、食用油各适量

做法

❶ 将韭菜洗净，切段；豆腐干洗净，切细条；红椒洗净，切条。

❷ 锅中加入食用油烧至七成热，倒入韭菜翻炒，再加入豆腐干和红椒一起炒至熟。

❸ 最后加入盐和鸡精调味，起锅装盘即可。

专家点评

韭菜中含有较多的纤维素，能增加胃肠蠕动，还含有挥发油及含硫化合物，具有促进食欲、杀菌和降低血脂的作用。因此，常食本菜对高脂血症、冠心病患者都大有好处。

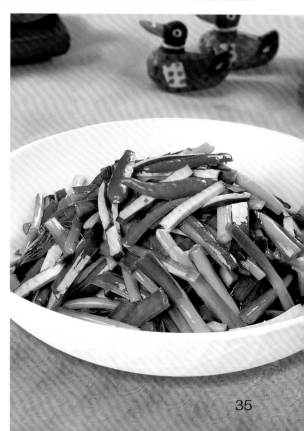

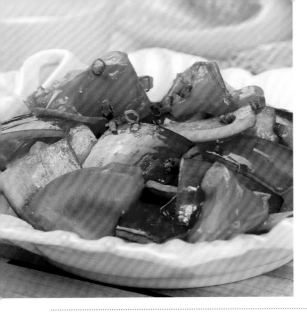

洋葱炒西红柿

材料

洋葱 100 克，西红柿 200 克，番茄酱、盐、醋、葱花、白糖、水淀粉、食用油各适量

做法

1. 洋葱、西红柿分别洗净，切块。
2. 锅中加入食用油烧热，放入洋葱块、西红柿块稍炸，捞出控油；留底油，放入番茄酱，翻炒后加水、盐、白糖、醋调成汤汁。
3. 待汤开后放入炸好的洋葱、西红柿，翻炒片刻，用水淀粉勾芡，撒上葱花即可。

蒜蓉茼蒿

材料

茼蒿 400 克，大蒜 20 克，盐、味精、食用油各适量

做法

1. 大蒜去皮，洗净剁成细末；茼蒿去掉黄叶后洗净。
2. 锅中加水，烧沸，将茼蒿稍焯，捞出。
3. 锅中加入食用油烧热，炒香蒜蓉，放入茼蒿，调入盐、味精，翻炒均匀即可。

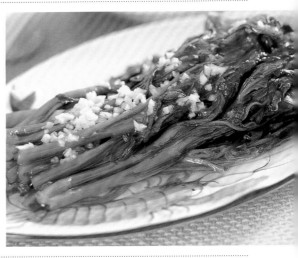

香拌茼蒿

材料

茼蒿 300 克，干红椒 20 克，盐、味精、香油、食用油各适量

做法

1. 干红椒洗净，切段，放入油锅中稍炸，取出；茼蒿洗净，焯水后捞出，沥干备用。
2. 茼蒿与干红椒段同拌，入盐、味精调味。
3. 淋入香油即可。

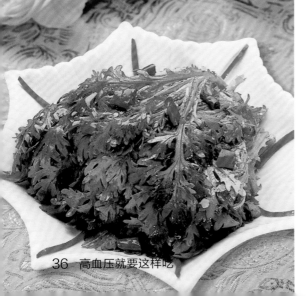

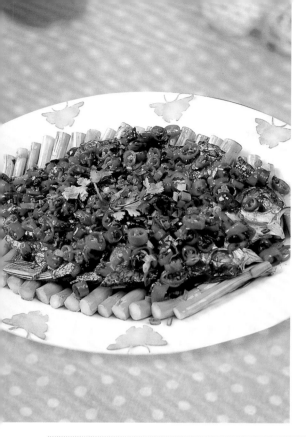

秘制香辣鱼

材料

草鱼1条，豆豉20克，红尖椒块80克，盐、料酒、香油、老抽、豆瓣酱、水淀粉、葱花、姜末、蒜末、青菜梗、食用油、香菜各适量

做法

① 将草鱼去鳞、鳃、内脏，再用清水洗净，从鱼肚处切开成两半，加盐、料酒、水淀粉腌制15分钟，再放入沸水中焯2分钟，捞出控干水分；青菜梗洗净切段，摆盘。

② 锅洗净，置于火上，调入适量食用油，将草鱼用小火煎至鱼身变干，捞出控油。

③ 锅留油，放入红尖椒块、豆豉、豆瓣酱、姜蒜末煸香，再放入适量老抽、香油翻炒均匀，倒在鱼上，撒上葱花、香菜即成。

专家点评

　　本菜中草鱼含有不饱和脂肪酸，常食对血液循环有利，且有增强人体免疫力的作用。

海带豆腐

材料

豆腐300克，海带100克，盐、葱花、姜末、红椒圈、葱丝、高汤、食用油各适量

做法

① 海带用温水泡好后洗净，切成菱形片；豆腐洗净，切片，放入沸水锅中焯一下，捞出沥干水分；红椒圈、葱丝摆盘装饰。

② 油锅上火烧热，下葱花和姜末爆香，倒入高汤，烧开后放入海带略煮一会儿，再放入豆腐，盖上锅盖，用小火炖约30分钟。

③ 放入盐，炒匀，撒上葱花即可。

专家点评

　　豆腐是一种高蛋白、低脂肪食物，能有效降低血脂、血压及血液中胆固醇的含量；海带所含的热量极低，但钙极为丰富，可降低人体对胆固醇的吸收，起到降低血脂的作用。

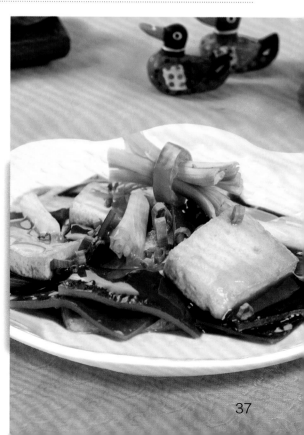

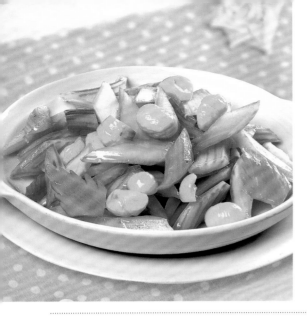

板栗炒芹菜

材料

芹菜 400 克，板栗 100 克，胡萝卜 50 克，盐、鸡精、食用油各适量

做法

❶ 芹菜洗净，切段；板栗去壳，用清水冲洗干净，然后放入沸水锅中焯水，捞出沥干备用；胡萝卜用清水洗净，切片备用。

❷ 净锅置火上，加入食用油烧热，放入芹菜翻炒，再入板栗、胡萝卜片炒匀，至熟。

❸ 加适量盐和鸡精调味，起锅装盘即可。

菠菜拌核桃仁

材料

菠菜 400 克，核桃 150 克，香油、盐、鸡精各适量

做法

❶ 将菠菜用清水洗净，放入锅中焯水，装盘待用。

❷ 核桃去壳留仁，入沸水锅中焯水至熟，捞出，倒在菠菜上。

❸ 香油、盐和鸡精一起调成汤味汁，淋在菠菜、核桃仁上，最后搅拌均匀即可食用。

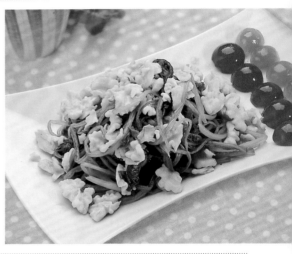

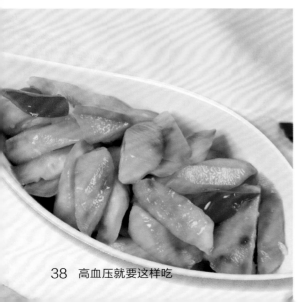

炒丝瓜

材料

嫩丝瓜 300 克，红椒 30 克，盐、鸡精、食用油各适量

做法

❶ 丝瓜去皮，洗净，切块；红椒去蒂去籽，洗净切片。

❷ 锅中入食用油烧热，放入丝瓜块、红椒片炒至八成熟。

❸ 加盐、鸡精调味，炒熟装盘即可。

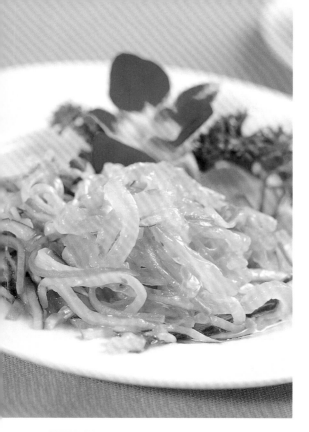

薏米黄瓜拌海蜇

材料

海蜇 300 克，黄瓜 200 克，薏米 50 克，红椒 1 个，盐、味精、香油、生姜各适量

做法

1. 将海蜇用清水洗净，切成丝备用；黄瓜用清水洗净，切丝备用；薏米用清水洗净，用开水泡发后，捞出沥干水分备用；红椒、生姜均洗净，切丝。
2. 锅洗净，置于火上，加入适量清水烧沸，放入海蜇丝稍焯后捞出，沥干水分备用；再将薏米放入锅中加清水煮熟，捞出。
3. 将海蜇、薏米和黄瓜装入碗内，再加入红椒和所有调味料拌匀即可。

专家点评

常吃本菜，可有效地控制血压。

南瓜红豆炒百合

材料

南瓜 200 克，红豆、百合各 150 克，盐、鸡精、白糖、食用油各适量

做法

1. 南瓜去皮去子，洗净切菱形块。
2. 红豆泡发洗净；百合洗净备用。
3. 锅置火上，放入食用油烧热，放入南瓜、红豆、百合一起炒至八成熟，加入适量盐、鸡精、白糖调味，然后炒至全熟，装盘即可食用。

专家点评

红豆具有清热解毒、利尿消肿、降脂减肥等作用，所以本菜尤其适合体型肥胖的高血压患者食用。常食本菜可润肠通便、降脂降压、生津止渴、养心安神，可预防高脂血症、高血压、糖尿病以及烦躁易怒、失眠多梦等症。

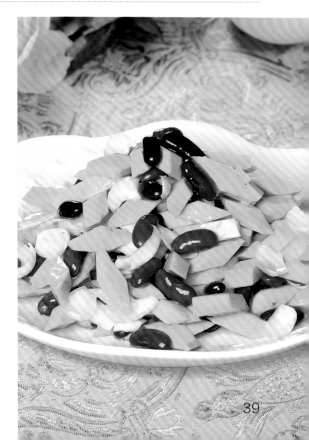

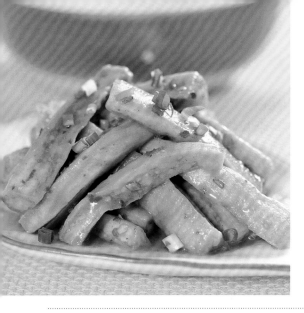

麻辣茄子

材料

茄子 400 克，盐、葱、辣椒酱、鸡精、辣椒油、食用油各适量

做法

① 茄子洗净切条；葱洗净，切成葱花。

② 锅入水烧开，放入茄子焯水，捞出沥干。

③ 锅中放入食用油烧热，放入茄条炒至八成熟，加盐、辣椒酱、鸡精、辣椒油调味，炒熟装盘，撒上葱花即可。

风味竹笋

材料

竹笋 400 克，雪里蕻、红椒各 30 克，盐、葱、鸡精、醋、食用油各适量

做法

① 竹笋洗净，切条；雪里蕻洗净，切末；红椒去蒂洗净，切丝；葱洗净，切成葱花。

② 锅入水烧开，入竹笋条焯水，捞出。

③ 锅中放入食用油烧热，放入竹笋条炒至五成熟时，放入雪里蕻末、红椒丝，加盐、鸡精、醋调味，最后放入葱花略炒即可。

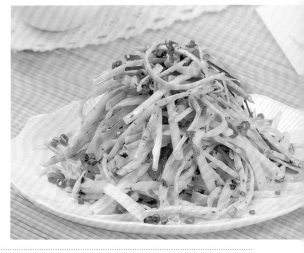

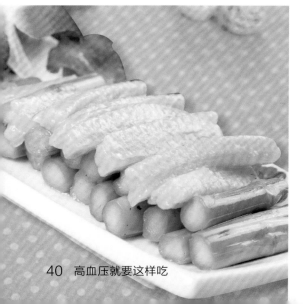

玉米笋炒芦笋

材料

芦笋 400 克，玉米笋 200 克，蒜末、姜汁、料酒、盐、白糖、水淀粉、食用油各适量

做法

① 芦笋洗净，切段；玉米笋用沸水焯一下，捞起，沥干水分。

② 锅中加入食用油烧热，下蒜末爆香，倒入玉米笋及芦笋段，加姜汁和料酒翻炒。

③ 加盐、白糖及清水，烧开后用水淀粉勾芡即可。

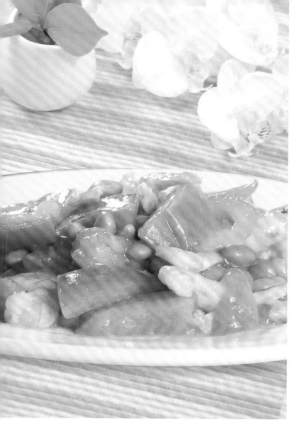

西红柿青豆虾仁

材料

虾仁、西红柿各 250 克，青豆 50 克，鸡蛋清 40 毫升，料酒、白糖、淀粉、食用油、葱末、姜末、盐、味精各适量

做法

① 虾仁用清水洗净，加入盐、料酒、鸡蛋清、淀粉拌匀上浆。

② 西红柿入沸水中烫一下，剥皮，切丁；青豆洗净，入锅煮熟。

③ 锅洗净，置于火上，加入适量食用油烧热，加葱末、姜末炒香，再放入西红柿丁炒匀，加盐、味精、白糖、虾仁炒熟，用淀粉勾一层薄芡，放入青豆炒匀即成。

专家点评

　本菜中虾仁富含蛋白质、钙、镁、锌等营养成分，不仅可以降低血压，还能为高血压患者提供全面丰富的营养。

鲍汁鸡腿菇

材料

鲍汁 100 毫升，鸡腿菇 200 克，滑子菇 50 克，香菇 50 克，西蓝花 100 克，盐、蚝油、水淀粉、香油、食用油各适量

做法

① 鸡腿菇、滑子菇、香菇分别洗净，切小块；西蓝花洗净，掰小朵。

② 所有蔬菜分别烫熟，捞出沥干水分，三菇摆盘待用。

③ 另起油锅烧热，放入鲍汁、盐、蚝油、香油烧开，用水淀粉勾芡，浇在三菇上，摆上焯烫过的西蓝花即可。

专家点评

　鲍汁能养阴、平肝、固肾，可调整肾上腺分泌，具有双向调节血压的作用，同时还能预防动脉硬化、脑卒中等并发症。鸡腿菇、滑子菇、香菇都有降低血脂和血压，保护血管的作用。

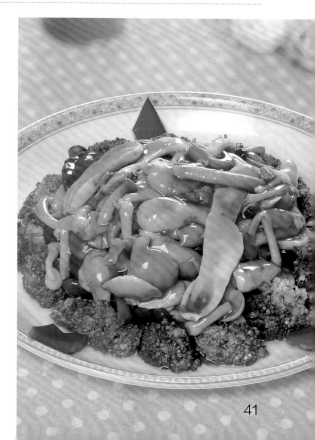

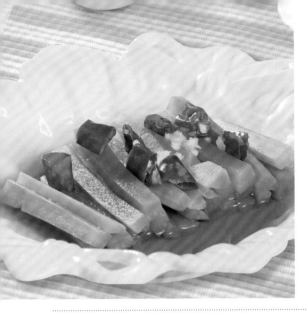

辣拌莴笋条

材料

莴笋200克，盐、蒜、干红辣椒、醋、食用油各适量

做法

1. 莴笋去皮，洗净，切条状；蒜去皮，洗净，切末；干红辣椒洗净，切段。
2. 莴笋条放入沸水中焯熟，捞出摆盘。
3. 锅中放入食用油烧热，爆香蒜末、干红辣椒，加盐、醋做成味汁，最后淋在莴笋条上即可。

莴笋蒜薹

材料

莴笋350克，蒜薹100克，红彩椒、黄彩椒各1个，盐、食用油各适量

做法

1. 莴笋去皮，取茎，洗净切粗丝；蒜薹洗净，切段；彩椒洗净，切长条。
2. 锅中加入食用油烧热，倒入莴笋、蒜薹、彩椒，翻炒至将熟。
3. 放盐调味，继续炒熟即可。

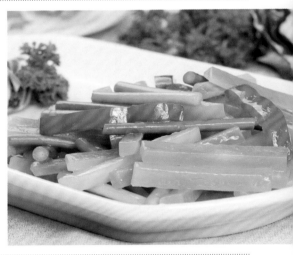

芦荟炒马蹄

材料

芦荟150克，马蹄100克，枸杞子、盐、白糖、料酒、酱油、食用油各适量

做法

1. 芦荟去皮洗净，切条；马蹄去皮洗净，切片；枸杞子洗净备用。
2. 芦荟条和马蹄片分别焯水，沥干待用。
3. 热锅烧食用油，放入芦荟条、马蹄片，炒至八分熟时加料酒、酱油、盐、白糖调味，炒入味，加枸杞子即可。

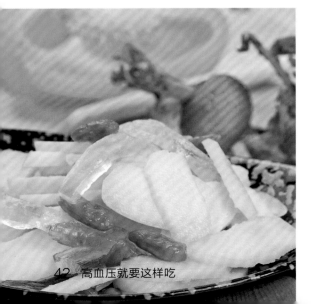

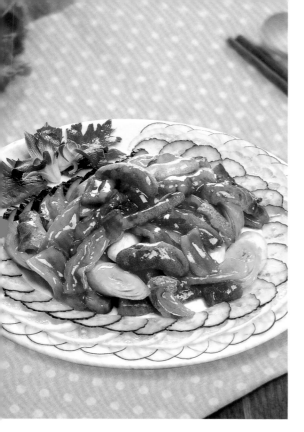

葱溜海参

材料

海参 300 克，大葱 100 克，黄瓜、柠檬、盐、酱油、料酒、辣椒油、水淀粉、食用油各适量

做法

❶ 将海参处理干净，切条备用；大葱用清水洗净，切段备用；黄瓜、柠檬分别用清水洗净，切片备用。

❷ 锅洗净，置于火上，烧热后下油，放入海参翻炒片刻，放入大葱，加盐、酱油、料酒、辣椒油调味，炒至断生，用水淀粉勾芡，装盘。

❸ 将黄瓜片、柠檬片摆盘即可。

专家点评

　　海参具有补肾壮阳、调节血管张力的作用，对肾虚阳痿、腰膝酸软以及高血压患者有很好的食疗作用；大葱中含有较多维生素 C，有舒张血管、促进血液循环的作用。

红腰豆煲鹌鹑

材料

南瓜 200 克，鹌鹑 1 只，红腰豆 50 克，盐、姜片、高汤、香油、红椒、食用油各适量

做法

❶ 将南瓜去皮、籽，洗净切滚刀块；鹌鹑洗净剁块焯水备用；红腰豆洗净。

❷ 炒锅上火放入食用油，将姜片炝香，放入高汤，调入盐，加入鹌鹑、南瓜、红腰豆煲至熟，淋入香油，撒上红椒即可。

专家点评

　　鹌鹑肉味甘、性平，健脾消食、滋补肝肾，主治浮肿、肥胖型高血压、糖尿病、贫血、胃病、肝硬化性腹水等多种疾病。本菜具有益气健脾、养血补血的功效，适合气血两虚型的贫血患者食用。

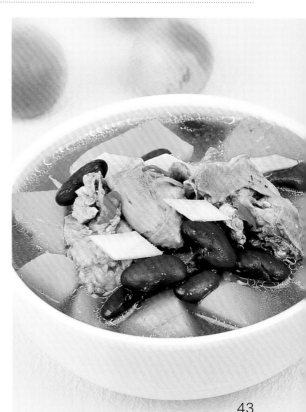

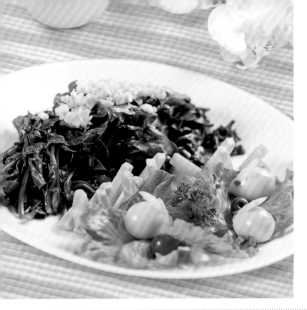

凉拌马齿苋

材料

马齿苋 300 克，盐、味精、白糖、蒜蓉、香油各适量

做法

❶ 将马齿苋择净，去根后用清水洗净备用。

❷ 将洗净后的马齿苋放入沸水中焯水，然后用冷水冲凉装盘。

❸ 加盐、味精、糖、蒜蓉、香油拌匀即可。

红糟牛肉煲

材料

牛肉片 80 克，红糟 5 克，胡萝卜片、芹菜片各 10 克，食用油、红糖、姜末各适量

做法

❶ 胡萝卜片、芹菜片入沸水中焯烫，取出。

❷ 锅置火上烧热，倒入食用油，先放入姜末爆香，再倒入红糟、红糖炒香。

❸ 放入牛肉片炒至变色，加少量水，转小火煮至收汁，搭配胡萝卜片、芹菜片即可。

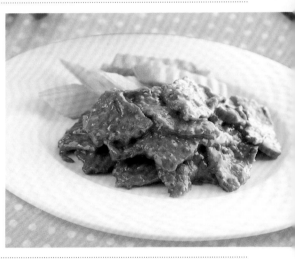

香菇饭

材料

香菇 3 克，鸡腿 60 克，糯米 80 克，姜片、食用油、盐各适量

做法

❶ 糯米洗净，泡水 1 小时；香菇泡水 1 小时，洗净切小片；鸡腿去骨洗净，切块备用。

❷ 起油锅，加入香菇片炒香，放入鸡腿、水（可用泡香菇水）、盐、姜片，煮沸。

❸ 倒入锅内，加入糯米拌匀，放入电锅煮熟即可食用。

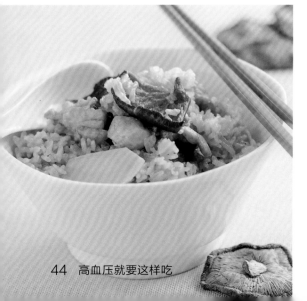

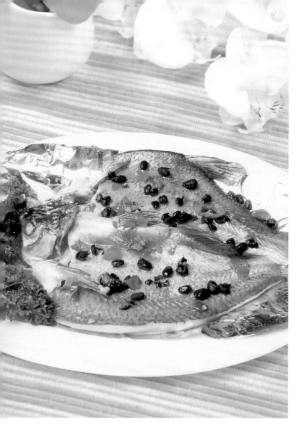

香煎武昌鱼

材料

武昌鱼2条，剁椒10克，豆豉6克，盐、料酒、食用油各适量

做法

❶ 将武昌鱼处理干净，在鱼身抹上适量盐和料酒，腌制片刻。

❷ 倒食用油入锅，油烧热时把鱼放入锅内，两面来回地煎。

❸ 煎至微黄时放入剁椒和豆豉，加少许水焖干即可盛出。

专家点评

　　新鲜武昌鱼的嘴清洁无污物，鱼肉细嫩，清蒸、红烧、油焖、花酿、油煎均可，尤以清蒸为佳。本菜可开胃健脾、降低血压，对高血压、动脉硬化以及贫血、低血糖等症都有一定的食疗作用。

茶油拌苦瓜圈

材料

苦瓜400克，圣女果1个，盐、茶油各适量

做法

❶ 苦瓜洗净，切片；圣女果洗净备用。

❷ 锅入水烧开，放入苦瓜焯熟后，捞出沥干，加盐、茶油拌匀后，摆于盘中。

❸ 最后将圣女果放在上面点缀即可。

专家点评

　　苦瓜中维生素C的含量在瓜类中首屈一指，可减少人体中低密度脂蛋白及三酰甘油含量，增加高密度脂蛋白含量，对高脂血症患者有很好的食疗作用。圣女果富含维生素C，具有润滑血管的作用，常食可预防动脉硬化等症。本菜还具有清热解毒、解暑利尿等功效，适合高血压、高脂血症、糖尿病以及长痱子、少尿等患者食用。

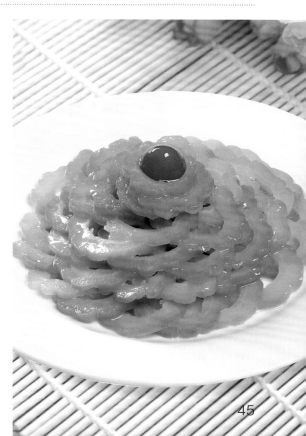

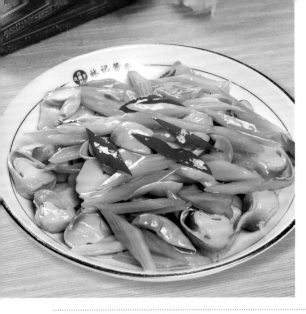

芹菜烧草菇

材料

芹菜、草菇各 200 克，红椒、胡萝卜各 30 克，香油、盐、食用油、鸡精各适量

做法

❶ 芹菜洗净切斜段，放入沸水中焯烫沥干；草菇洗净切块；红椒、胡萝卜洗净切片。

❷ 锅中加入食用油烧热，放入草菇滑炒，再倒入芹菜翻炒片刻，最后加入红椒和胡萝卜同炒片刻，加少许水烧煮。

❸ 待水干时，加盐、鸡精和香油调味即可。

草菇煮黄瓜

材料

草菇 100 克，黄瓜 250 克，红椒 25 克，鸡汤 500 毫升，米酒、盐、砂糖、水淀粉、味精、食用油各适量

做法

❶ 草菇洗净对切；黄瓜洗净去皮切块，用沸水焯至五成熟，放凉；红椒洗净，切块。

❷ 锅内注入食用油烧热，放鸡汤、米酒、盐、砂糖、草菇、黄瓜，用中火煮。

❸ 放入红椒、味精，用水淀粉勾芡即可。

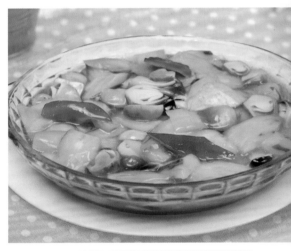

口蘑拌花生仁

材料

口蘑 150 克，花生仁 50 克，青椒片、红椒片、盐、生抽、食用油各适量

做法

❶ 口蘑洗净，切块，入沸水中焯熟后，捞出沥干装盘。

❷ 热锅放入食用油，放入花生仁炸至酥脆，捞出控油装盘。

❸ 将盐、生抽调匀，淋在口蘑、花生仁上，撒上青椒片、红椒片拌匀即可。

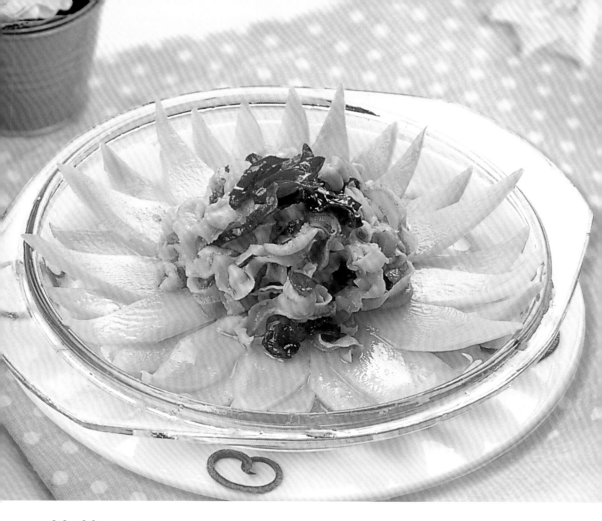

芥蓝干贝

材料

干贝 90 克，芥蓝 150 克，水发黑木耳 50 克，红椒 20 克，盐、醋、香油、酱油各适量

做法

❶ 将干贝洗净，切块；芥蓝洗净，切菱形片；水发黑木耳洗净，撕开；红椒洗净，切圈备用。

❷ 锅中注入适量清水，烧开后放入干贝稍烫一下，放入一小碗内；芥蓝焯水后沥干，摆盘；黑木耳、红椒焯水后放入碗内。

❸ 碗里加入盐、酱油、香油、醋，拌匀，入盘摆好即可。

专家点评

芥蓝中含有一种有机碱，带有一定的苦味，但是能刺激人的味觉神经，增进食欲，还可加快胃肠蠕动，有助消化。它还含有另一种苦味成分金鸡纳霜，可以抑制过度兴奋的体温中枢，起到消暑解热作用。芥蓝中的大量膳食纤维，能防止便秘，降低胆固醇，软化血管。干贝、芥蓝、黑木耳均可有效降低血压、保护血管，同时还能滋阴清热、益气补虚，对高血压患者大有益处。

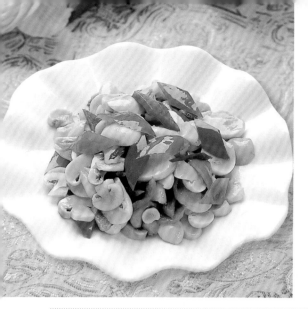

双椒拌口蘑

材料
口蘑 200 克，青尖椒、红尖椒各 30 克，香油、盐、味精各适量

做法
1. 口蘑洗净，切片；青尖椒、红尖椒均去蒂洗净，切片。
2. 将口蘑、青红尖椒放入水中焯熟。
3. 将口蘑和青红尖椒、香油、盐、味精一起装盘，拌匀即可。

炒双菇

材料
平菇、滑子菇各 150 克，黄瓜 200 克，青椒、红椒、蒜、盐、生抽、食用油各适量

做法
1. 所有材料洗净，切好待用。
2. 油锅烧热，下青椒、红椒及蒜末炒出香味，放入平菇、滑子菇、黄瓜炒熟。
3. 加入盐、生抽调味，炒匀即可出锅装盘。

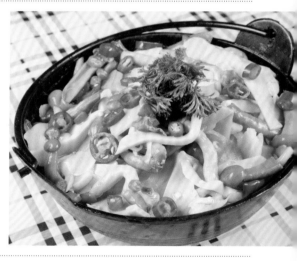

莴笋炒蘑菇

材料
莴笋 350 克，蘑菇 200 克，红甜椒 1 个，素鲜汤适量，黄酒、盐、白糖、味精、水淀粉各适量

做法
1. 将莴笋去皮，洗净切菱形片；蘑菇洗净，切片；红甜椒洗净，切片。
2. 锅上火，倒入素鲜汤、蘑菇片、莴笋片、红椒片炒匀，加黄酒、盐、白糖、味精烧沸，用适量水淀粉勾芡即成。

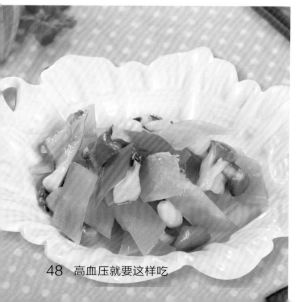

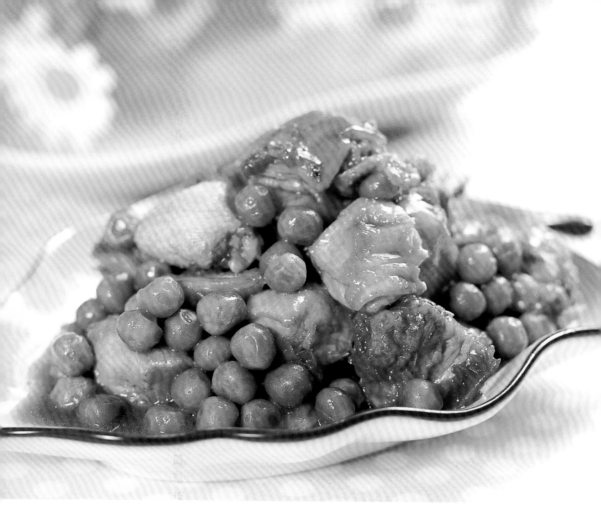

青豆烧兔肉

材料

兔肉 200 克，青豆 150 克，姜末、盐、葱花、鸡精、食用油各适量

做法

① 兔肉洗净，切块备用；青豆洗净备用。

② 将切好的兔肉放入沸水中焯去血水，捞出用清水洗净。

③ 锅洗净，置于火上，加入适量食用油烧热，先放入姜末爆香，再下入兔肉、青豆及适量水焖煮至熟，最后加盐、鸡精调味，盛出撒上葱花即可。

专家点评

青豆中富含植物性蛋白质，能够有效降低胆固醇，还含有对心血管有利的不饱和脂肪酸、磷脂，能清除积存在血管壁上的胆固醇，有效降低血压；而兔肉富含卵磷脂，能抑制血小板聚集，防止血栓形成。常吃本菜有助于预防动脉硬化、脑血栓、心肌梗死等疾病的发生。

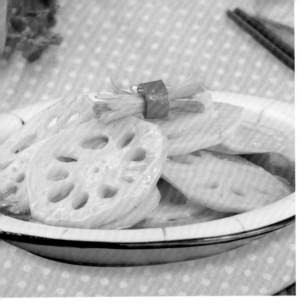

醋溜藕片

材料

嫩莲藕 2 节，酱油、醋、盐、水淀粉、大葱、姜、花椒油、食用油、清汤、红椒圈、葱丝各适量

做法

1. 莲藕削皮切成薄片，焯烫沥干水分待用。
2. 大葱、姜洗净切末；红椒圈、葱丝摆盘。
3. 热锅加入食用油烧热，放入葱末、姜末炝锅，加醋、酱油、盐和清汤，放入藕片炒至入味，用水淀粉勾芡，淋入花椒油，翻炒均匀即可。

啤酒藕

材料

嫩莲藕 2 节，啤酒 1 罐，白糖 30 克，淀粉、面粉各 50 克，水淀粉、香菜、食用油各适量

做法

1. 莲藕削皮，用清水洗净，切块，拍上适量淀粉备用；将余下淀粉、面粉和半罐啤酒调成啤酒糊，让藕块裹上啤酒糊。
2. 将藕块放入油锅中，炸至糊结壳后捞出。
3. 另起锅，入剩余啤酒、白糖烧开，加水淀粉勾芡，浇在藕块上，撒上香菜即可。

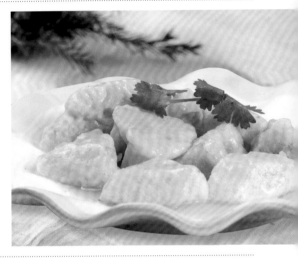

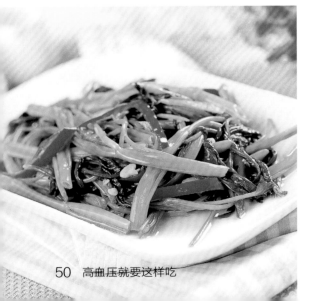

椒丝空心菜

材料

空心菜 400 克，红椒 1 个，鸡精、蚝油、盐、蒜蓉、食用油各适量

做法

1. 将空心菜洗净切段；红椒洗净切丝备用。
2. 锅洗净，置于火上，加入适量食用油，以大火将油烧热，放入蒜蓉爆香。
3. 将空心菜、红椒一起倒入锅中略炒，最后加入盐、鸡精、蚝油炒匀，装盘即可。

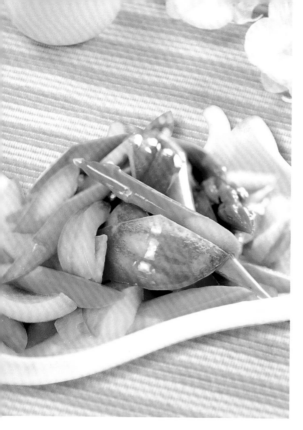

洋葱炒芦笋

材料

洋葱 150 克，芦笋 200 克，盐、食用油、味精各适量

做法

❶ 芦笋洗净，切斜段；洋葱洗净，切片。

❷ 锅中加水，烧开，放入芦笋段稍焯后捞出沥水。

❸ 锅中加食用油烧热，下入洋葱片炒香后，再下入芦笋段稍炒，加入盐和味精炒匀调味即可。

专家点评

　　洋葱富含钾、钙等元素，能减少外周血管和心脏冠状动脉的阻力并降低血压，是高脂血症、高血压患者的佳蔬良品。芦笋含有钙、钾、铁等人体必需的矿物质，对冠心病、高血压有很好的食疗效果。故本菜是适宜高血压患者的美食佳肴。

凉拌苦瓜

材料

苦瓜 300 克，圣女果 1 个，盐、味精、醋、生抽各适量

做法

❶ 苦瓜洗净，剖开，去瓤、去籽，切片；圣女果洗净备用。

❷ 锅内注水烧沸，放入苦瓜片焯熟后，捞起沥干并装入盘中。

❸ 加入盐、味精、醋、生抽拌匀，放上圣女果装饰即可。

专家点评

　　本菜具有清热泻火、降压降糖的功效，适合高血压、糖尿病以及热性疾病患者食用。

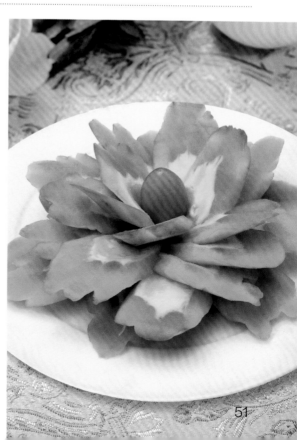

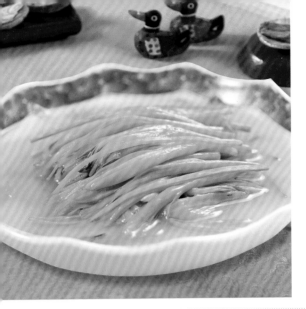

上汤黄花菜

材料

黄花菜 300 克，上汤 200 毫升，盐、鸡精、胡萝卜丝各适量

做法

❶ 将黄花菜清洗干净，沥水。

❷ 锅置火上，烧沸上汤，放入黄花菜、胡萝卜丝煮熟，调入盐、鸡精，装盘即可。

拌茭白

材料

茭白 250 克，辣椒 50 克，盐、葱花、蒜蓉、味精、食用油各适量

做法

❶ 茭白洗净，切细丝；辣椒洗净，切成条。

❷ 锅中加水烧开，下入茭白丝稍焯后捞出，可去掉其中含有的草酸。

❸ 炒锅烧热食用油，入蒜蓉、葱花、辣椒爆香后，加入茭白丝一起炒熟，最后调入盐、味精即可。

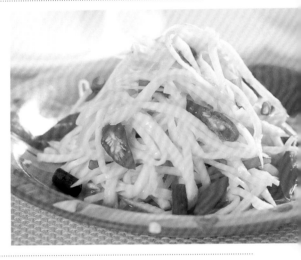

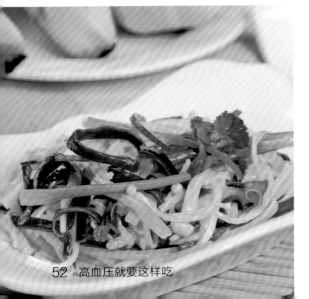

金针菇木耳拌茭白

材料

茭白 350 克，金针菇 150 克，水发黑木耳 50 克，姜丝、辣椒、香菜段、盐、白糖、醋、香油各适量

做法

❶ 茭白去皮洗净切丝，入沸水焯烫捞出；金针菇洗净焯烫；辣椒、黑木耳洗净切丝。

❷ 锅中放入香油烧热，爆香姜丝、辣椒丝，放茭白丝、金针菇、黑木耳炒匀，加盐、白糖、醋调味，放入香菜段，装盘即可。

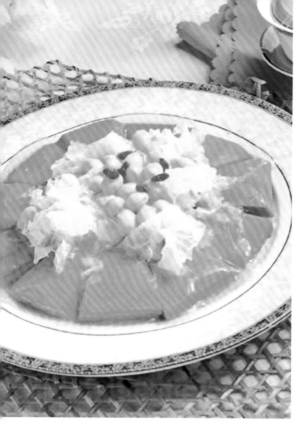

银耳拌南瓜

材料

银耳 30 克，南瓜 200 克，枸杞子 10 克，玉米粒 50 克，冰糖适量

做法

① 银耳用温水泡发，洗净，放在开水中略焯，捞出后切成碎片。

② 南瓜洗净去皮，切块，加入冰糖蒸熟。

③ 将枸杞子与玉米粒分别在水中略焯，熟后捞出。

④ 将南瓜与银耳装盘，将枸杞子与玉米粒撒在上面即可。

专家点评

　　枸杞子微酸，放入开水锅中焯水后应迅速捞出，否则会影响食物的味道。

西红柿烧豆腐

材料

嫩豆腐 100 克，西红柿 150 克，淀粉 15 克，葱段、盐、胡椒粉、味精、食用油、白糖、鲜汤各适量

做法

① 豆腐用清水洗净，切厚块，焯水后沥干水分备用；西红柿用清水洗净，去籽，切块备用。

② 炒锅洗净，置于火上，用大火加热，放入食用油烧至七成热，放入西红柿块及适量盐、白糖翻炒，将西红柿盛起。

③ 原锅内倒入鲜汤、白糖、盐和胡椒粉一起拌匀，然后将豆腐块倒入锅中烧沸，用淀粉勾芡，加入西红柿和食用油，用大火略收汤汁，最后撒上味精、葱段即可。

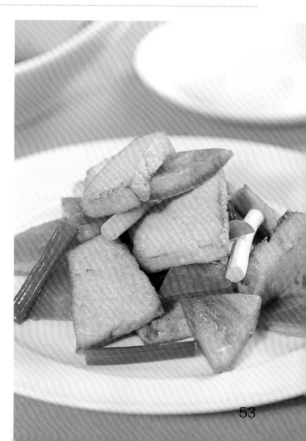

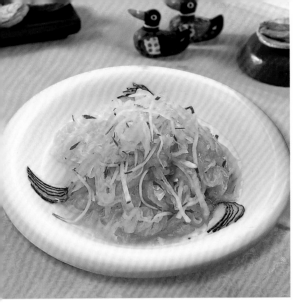

白萝卜拌海蜇

材料

白萝卜100克，海蜇200克，黄瓜50克，盐、香油、食用油、白醋各适量

做法

① 白萝卜去掉外皮洗净，切丝备用；海蜇用清水洗净，切丝备用；黄瓜洗净，切片。

② 锅洗净，置火上，加入水烧开，分别将白萝卜、海蜇焯熟后，捞出沥干水分，再装盘，然后加盐、香油、白醋一起拌匀。

③ 将切好的黄瓜片摆盘即可。

黄瓜炒木耳

材料

干黑木耳50克，黄瓜200克，盐、生抽、味精、香油、白糖、食用油各适量

做法

① 将黄瓜洗净，切片，加盐腌10分钟左右，装入盘中。

② 将所有调味料调成味汁。

③ 将黑木耳泡发，洗净，撕成小片，入油锅中与黄瓜一起炒匀，再加入调味汁炒入味即可。

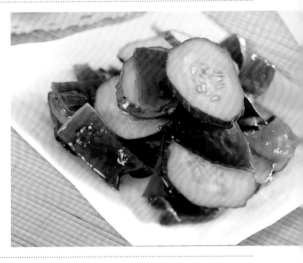

莴笋尖拌木耳

材料

水发黑木耳250克，莴笋尖50克，红椒30克，醋、香油、盐、味精各适量

做法

① 将水发黑木耳洗净，切成大片，放入开水中焯熟，捞起沥干水。

② 莴笋尖去皮，洗净切片；红椒洗净，切块，一起放开水中焯至断生，捞起沥干。

③ 把黑木耳、莴笋片、红椒与调味料一起装盘，拌匀即可。

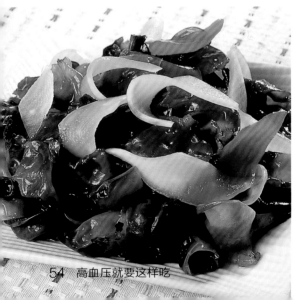

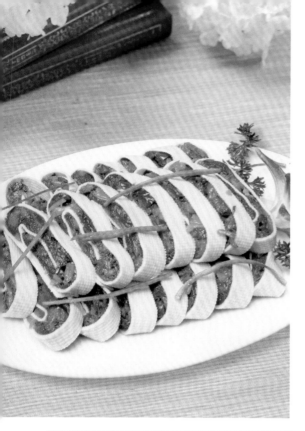

菠菜豆腐卷

材料

菠菜 500 克，豆腐皮 150 克，甜椒、盐、味精、酱油各适量

做法

❶ 菠菜洗净，去须根；甜椒洗净，切丝；豆腐皮洗净备用。

❷ 将豆腐皮、甜椒丝和菠菜放入开水中焯片刻，捞出，沥干水分；菠菜切碎，加盐、味精、酱油搅拌均匀。

❸ 将腌好的菠菜放在豆腐皮上，卷起来，均匀切段，放上甜椒丝即可。

专家点评

　　菠菜最大的特点是含钾量很高，每 100 克菠菜含钾达 500 毫克，可有效降低血压，而豆腐皮有降低血液中胆固醇的作用。因此本菜十分适合高血压、高脂血症患者食用。

凉拌黑豆

材料

黑豆 100 克，胡萝卜 1 根，黄瓜 1 根，盐、醋、香油各适量

做法

❶ 在碗中倒入适量温水，倒入黑豆浸泡 3 小时，捞出备用。

❷ 将锅置于火上，加入适量清水，大火煮开，加入黑豆，煮熟后捞出沥水。

❸ 将胡萝卜和黄瓜洗净，胡萝卜切成小丁，焯水备用，黄瓜切成薄片。

❹ 取出盘子，将黄瓜片摆在盘底，倒上黑豆和胡萝卜丁，加盐、醋和香油调味即可。

专家点评

　　本菜具有降血压、降胆固醇的食疗功效。

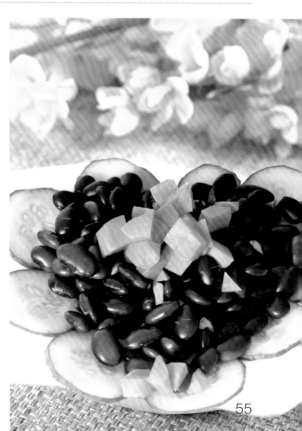

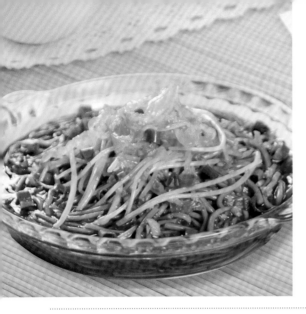

黄豆芽拌海蜇

材料

黄豆芽300克，海蜇150克，盐、葱、蒜、鸡精、酱油、醋、食用油、鲜汤各适量

做法

❶ 海蜇洗净切段；蒜洗净切末；葱洗净切花；黄豆芽洗净备用。

❷ 锅中加入水烧开，分别将黄豆芽、海蜇焯熟后，捞出沥干装盘。

❸ 热锅加入食用油，炒香蒜末，倒入鲜汤烧开，加盐、鸡精、酱油、醋调味，盛入盘中，与黄豆芽、海蜇、葱花拌匀即可。

豆油炒黄豆芽

材料

黄豆芽350克，葱花、豆油、盐各适量

做法

❶ 黄豆芽用清水洗净后，放入沸水中焯熟，捞出沥干水分待用，焯豆芽的汤留作炒菜时用。

❷ 锅置火上，加入豆油烧热，投入葱花炸出香味，将黄豆芽放入炒2~3分钟。

❸ 加入焯豆芽的原汤和盐，炒至汤将干即可盛出装盘。

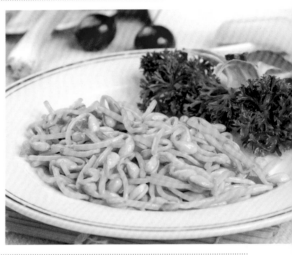

山楂牛肉盅

材料

菠萝20克，牛肉块80克，竹笋、胡萝卜各10克，甜椒、山楂、洋菇各5克，甘草、淀粉、番茄酱、食用油各适量

做法

❶ 菠萝挖成容器；果肉榨汁后与番茄酱熬煮成酸甜汁；山楂、甘草加适量水熬30分钟；牛肉块裹淀粉油炸，淋上酸甜汁。

❷ 甜椒、洋菇、胡萝卜、竹笋分别洗净切块，焯烫后同山楂、甘草汁同炒，与牛肉一起装入菠萝容器中即可。

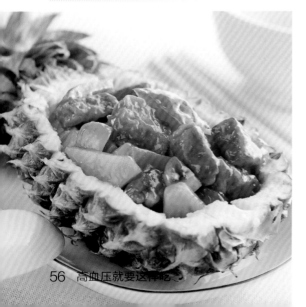

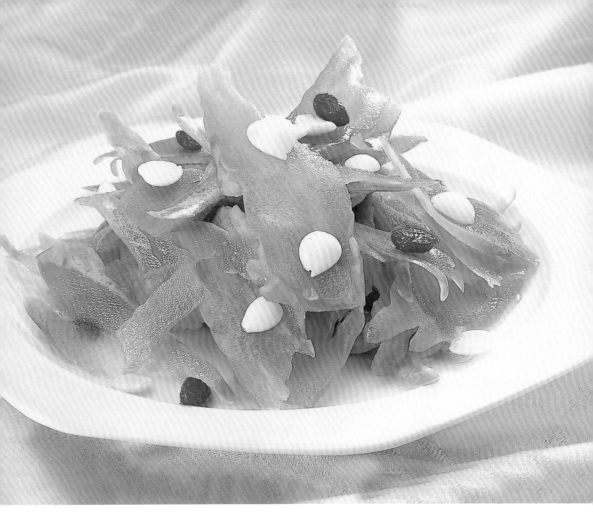

杏仁拌苦瓜

材料

杏仁 50 克，苦瓜 250 克，枸杞子 5 克，香油、盐、鸡精各适量

做法

1 苦瓜洗净，剖开，去掉瓜瓤，切成薄片，放入沸水中焯至断生，捞出，沥干水分，放入碗中。

2 杏仁用温水泡开，撕去外皮，掰成两半，放入开水中焯熟；枸杞子洗净，泡发。

3 将香油、盐、鸡精与苦瓜片搅拌均匀，撒上杏仁、枸杞子即可。

专家点评

苦瓜具有清热消暑、养血益气、滋肝明目的功效，对治疗痢疾、疮肿、中暑、痱子、结膜炎等病有一定的功效。苦瓜中的有效成分可以抑制正常细胞的癌变和促进突变细胞的复原，具有一定的抗癌作用。苦瓜素被誉为"脂肪杀手"，能使摄取脂肪和多糖减少。本菜有保持血管弹性、降低血液中胆固醇浓度的作用，对于高血压、脑血管疾病、冠心病等具有食疗作用。此外，本菜还能清热泻火、润肠通便、润肺止咳，适合肝火旺盛的高血压患者食用，还能有效预防便秘。

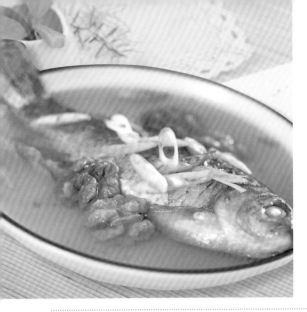

核桃烧鲤鱼

材料

鲤鱼1条，核桃仁350克，生姜片、葱段、酱油、盐、食用油、味精各适量

做法

1. 鲤鱼宰杀好，洗净；煎锅上火，放入食用油烧至七成热，放入鲤鱼煎至金黄色捞起。
2. 核桃仁洗净，同样放入锅内炸约2分钟。
3. 另起锅加入清水，待煮至水沸时，放入炸好的鲤鱼和核桃仁小火慢炖，熟后加入生姜片、葱段、酱油、盐、味精调味即可。

板栗饭

材料

去壳干板栗6颗，胚芽米60克，盐适量

做法

1. 胚芽米洗净。
2. 板栗洗净泡水，并剥去外层薄膜。
3. 将板栗放入胚芽米中，加适量水浸泡约30分钟，加入盐，再置入饭锅中煮熟即可。

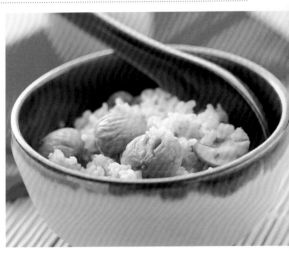

糖饯红枣花生仁

材料

干红枣50克，花生仁100克，红砂糖50克

做法

1. 花生仁用清水洗净后略煮一下放冷，去皮，与泡发的红枣一同放入煮花生仁的水中备用。
2. 再加适量冷水，用小火煮半小时左右。
3. 加入红砂糖，待糖溶化后，收汁即可。

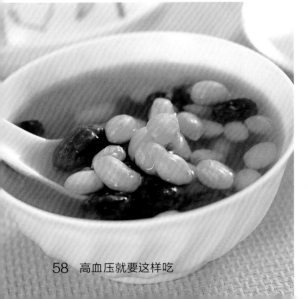

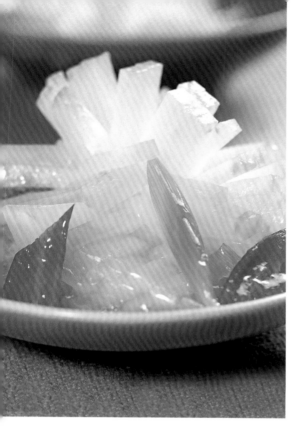

油焖冬瓜

材料

冬瓜 300 克，青椒、红椒各 20 克，葱、姜各 10 克，盐、酱油、鸡精、食用油各适量

做法

❶ 冬瓜去皮、去籽，洗净，切成三角形厚块，上面划十字花刀；青椒、红椒均洗净切块；姜洗净切丝；葱洗净切圈。

❷ 切好的冬瓜放入沸水中稍烫，捞出沥干。

❸ 起锅放油，下入冬瓜块焖 10 分钟，加入青椒、红椒及姜丝、葱圈、盐、酱油、鸡精，炒匀即可。

专家点评

冬瓜是一种解热利尿、降脂减肥效果比较理想的食物，连皮一起煮汤，降压、利尿效果更好。本菜中钾盐含量高，钠盐含量低，对于需要低钠食物的高血压、肾病、水肿等患者，尤为适合。

清炒山药

材料

山药 500 克，胡萝卜半根，蒜、盐、鸡精、食用油各适量

做法

❶ 山药用清水洗净，沥干水分，去皮，然后切成滚刀块，放入沸水中焯水后备用。

❷ 将胡萝卜洗净后，切成薄片；大蒜去皮之后，切成丁备用。

❸ 取出炒锅置于火上，倒入适量食用油，油热后爆香大蒜。

❹ 将山药块和胡萝卜片倒入锅中，翻炒片刻，将熟时调入盐和鸡精即可。

专家点评

本菜滋阴补气，滋养血脉。需要注意的是，山药去皮后容易被氧化，为了防止山药变黑，可以将去了皮的山药放入清水中浸泡一会儿。

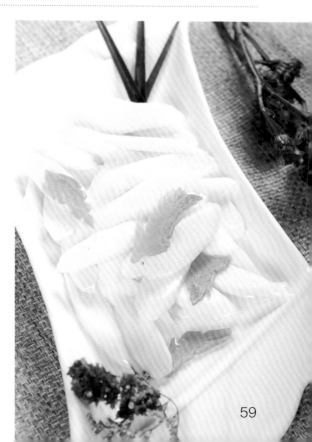

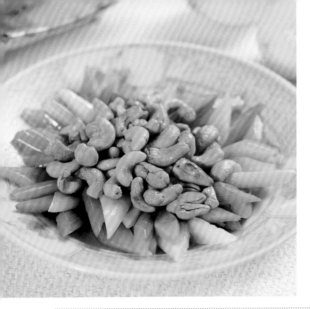

腰果西芹

材料

腰果 50 克，西芹 150 克，胡萝卜 50 克，盐、味精、水淀粉、食用油各适量

做法

❶ 西芹、胡萝卜洗净切成菱形块。

❷ 腰果用食用油炸香，沥干油；西芹、胡萝卜下开水锅中焯烫。

❸ 锅置大火上，下西芹、胡萝卜合炒，加盐、味精调味后用水淀粉勾芡，起锅装盘，撒上腰果即可。

香脆腰果

材料

腰果 500 克，盐、食用油各适量

做法

❶ 将腰果放在凉水中泡几分钟后捞出。

❷ 锅置火上，加食用油烧沸，放入腰果炸至酥脆时，捞出沥油。

❸ 在腰果内加入盐拌匀即可。

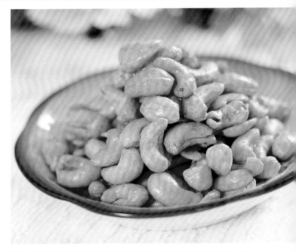

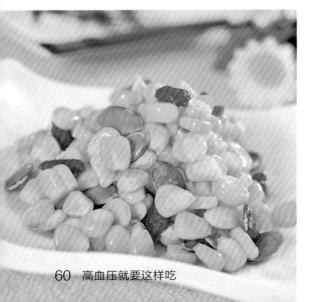

凉拌玉米瓜仁

材料

玉米粒 100 克，南瓜子仁 50 克，枸杞子、盐各适量

做法

❶ 玉米粒洗净；把南瓜子仁、玉米粒、枸杞子一起入沸水中焯熟。

❷ 原料捞出沥水后，加入盐拌匀即可。

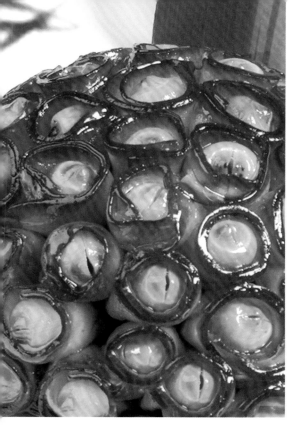

莲子扣肉

材料

猪肉 500 克，莲子 30 颗，梅菜 150 克，葱花、八角、姜、料酒、蚝油汁各适量

做法

① 把莲子浸泡 3 个半小时，泡好挑出莲子心。

② 梅菜浸泡 1 小时，沥干水分，切成碎末。

③ 猪肉加八角和姜片、料酒小火煮 40 分钟，切成薄片。

④ 每片猪肉包裹 2 颗莲子，加葱花捆绑定型，铺上梅菜，蒸 30 分钟，反扣在盘内，浇上蚝油汁即成。

专家点评

　　莲子能宁心安神，补血养脾。鲜莲子剥皮很费时间，可以将莲子冲洗干净后，放入刚烧开的滚水中，然后加入适量碱，稍闷片刻，取出莲子，用力揉搓，莲子皮就会很快脱落了。

辣拌黄瓜

材料

黄瓜 300 克，红椒、盐、味精、醋、香油、泡椒各适量

做法

① 将黄瓜用清水冲洗干净，切成长块备用。

② 红椒用清水洗净，切成条备用；泡椒洗净备用。

③ 将盐、味精、醋、香油调成味汁，浇在黄瓜块上面，再撒上泡椒、红椒条即可。

专家点评

　　黄瓜尾部含有较多的苦味素，苦味素有抗癌的作用，所以不宜把黄瓜尾部全部丢掉。黄瓜中含有丰富的维生素 P，有保护心血管、降低血压的作用，而且黄瓜含脂肪和热量极低，含水量非常高，对高血压、高脂血症、糖尿病以及肥胖症等患者都有很好的食疗效果。

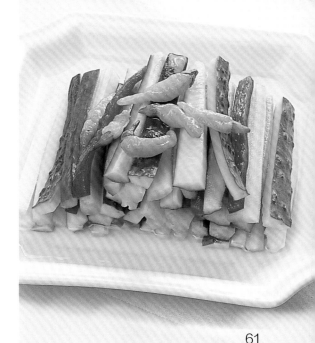

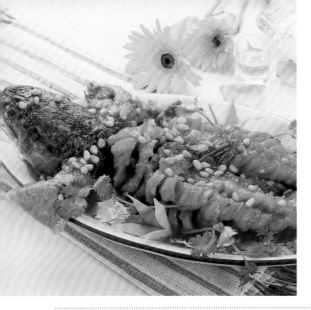

葵花子鱼

材料

草鱼1条，葵花籽10克，番茄酱50毫升，白糖、干淀粉、白醋、盐、食用油、香菜各适量

做法

❶ 将鱼头和鱼身斩断，取出鱼脊骨，将鱼肉改成"象眼"形花刀，拍上干淀粉。

❷ 热锅烧油，鱼入锅中炸至金黄色捞出。

❸ 番茄酱、白糖、白醋、盐调成番茄汁，和葵花籽一同淋于鱼上，撒上香菜即可。

大蒜炒马蹄

材料

马蹄200克，大蒜100克，盐、味精、葱花、食用油各适量

做法

❶ 将马蹄洗净，切片，放入沸水中焯一下，沥干水分；大蒜洗净，切碎。

❷ 锅放火上，加入食用油烧热后，放入马蹄片煸炒。

❸ 再放入大蒜末，加盐、味精炒匀，撒上葱花即可。

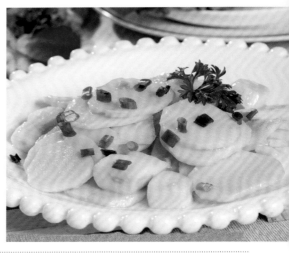

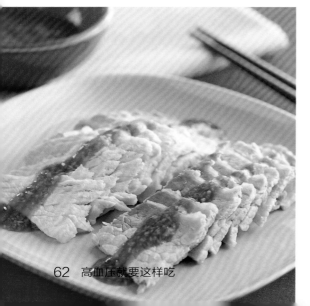

姜泥猪肉

材料

猪后腿瘦肉80克，生姜10克，醋、无盐酱油、食用油各适量

做法

❶ 猪后腿瘦肉洗净，放入滚水煮沸，转小火煮15分钟，再浸泡15分钟，取出，用冰水冲凉备用。

❷ 生姜洗净去皮，磨成泥状，加入无盐酱油、醋拌匀，即成酱汁。

❸ 猪后腿瘦肉切片摆盘，淋上酱汁即可。

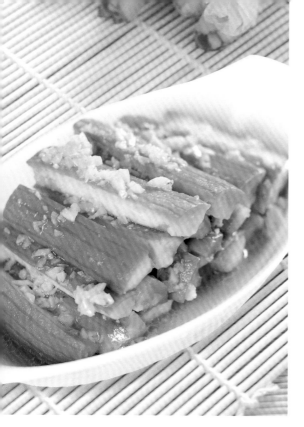

蒜蓉丝瓜

材料

丝瓜 300 克，蒜 20 克，盐、味精、生抽、食用油各适量

做法

❶ 将丝瓜去皮后洗干净，切成块状，排入盘中备用。

❷ 蒜去皮，洗净剁成蓉。

❸ 锅内加入食用油烧热，下入蒜片爆香，再加入适量盐、味精、生抽炒匀成汁，待汁香浓后，将其舀出淋于丝瓜上。

❹ 将摆好的丝瓜盘放入蒸锅中蒸 5 分钟即可。

专家点评

　　丝瓜有清热解毒、通络行血的作用。大蒜中所含的大蒜素可帮助维持体内某种酶的适当含量而避免血压升高，是天然的降压食品。

李子沙拉

材料

李子 15 克，生菜 2 棵，圣女果 5 个，柠檬 1 片，芝麻、沙拉酱各适量

做法

❶ 将李子洗净，去核，切成小瓣备用。

❷ 生菜洗净后沥水，撕成小片；圣女果洗净切成两半。

❸ 将柠檬冲洗干净后，切成厚度约为 3 毫米的薄片，取一片备用。

❹ 将以上材料放在碗中，加适量沙拉酱，撒上芝麻，搅拌均匀后即可食用。

专家点评

　　本菜具有降低血压和胆固醇的功效，清洗李子时，可以用淡盐水清洗，有助于除污；食用李子时不要去皮，李子皮的酸成就了沙拉绝佳的甜酸味道。

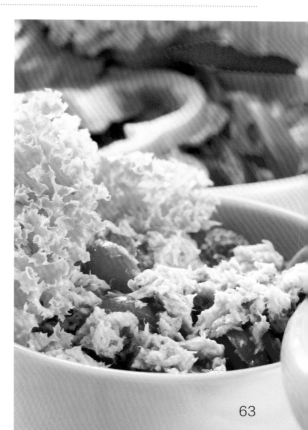

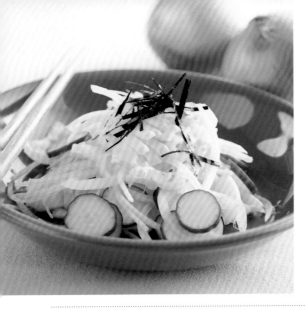

酒醋拌花枝

材料

花枝60克，小黄瓜20克，洋葱丝40克，丁香、葱末、紫菜丝、白酒、香醋、橄榄油各适量

做法

❶ 花枝洗净切小片，焯一下取出放凉；小黄瓜洗净切片。

❷ 将洋葱丝、白酒、丁香放入锅内，转小火煮沸、待凉，加香醋、橄榄油成油醋汁。

❸ 将花枝片、小黄瓜片、葱末、油醋汁拌匀，装盘撒上紫菜丝即可。

醋溜土豆丝

材料

土豆400克，青椒、红椒各50克，白醋、盐、鸡精、食用油各适量

做法

❶ 土豆去皮洗净，切丝；青椒、红椒均去蒂去籽洗净，切丝。

❷ 锅中放入食用油烧热，放入土豆丝滑炒片刻，再放入青椒丝、红椒丝一起炒。

❸ 加盐、鸡精、白醋调味，炒熟装盘即可。

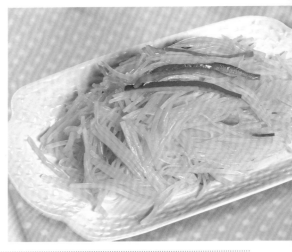

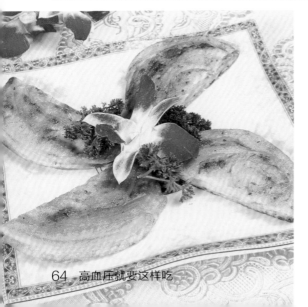

牛肉烧饼

材料

牛肉50克，面粉200克，橄榄油、盐各适量

做法

❶ 将牛肉切末，加盐、橄榄油腌制。

❷ 将面粉加水揉成面团，揪成面团，用擀面杖擀成面饼，铺上牛肉末，对折包起来。

❸ 在面饼表面再刷一层橄榄油，下入煎锅中煎至两面金黄色即可。

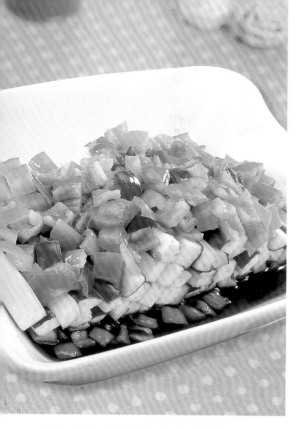

青椒蒸茄子

材料

青椒 100 克，茄子 200 克，红椒 10 克，盐、味精、酱油、食用油各适量

做法

❶ 茄子用清水洗净，切条，放入沸水中焯烫，捞起，摆盘；青椒、红椒洗净，切块。

❷ 锅洗净，加入食用油烧热，放入青椒、红椒块爆香，放盐、味精、酱油调成味汁，淋在茄子上。

❸ 将盘子放入锅中，隔水蒸熟即可。

专家点评

本款菜品有保护心血管、使心血管保持正常功能的作用。如果将切好的茄子立即放入水中浸泡，待做菜时再捞起滤干，就可避免茄子变色。由于生茄子很吸油，建议烹调前先用开水焯烫，这样烹炒时可减少用油量。

丹参炖鸡

材料

丹参 10 克，鸡肉 400 克，黄豆 20 克，葱花、盐各适量

做法

❶ 将丹参用清水冲洗一下，沥干备用；黄豆淘洗后，用清水浸泡 2 小时。

❷ 锅置于火上，加入少许清水，将丹参倒入，煎煮半小时，取汁备用。

❸ 鸡肉处理干净后，放入沸水中焯烫一下；汤锅中加入适量的水和参汤，将鸡肉倒入，煮沸后去浮沫，然后倒入黄豆、盐和葱花，煮熟即可。

专家点评

本菜具有补虚养血、降低血压的功效，在煮鸡汤的时候，也可以将煮过的丹参放入汤锅中和鸡肉一起煮，营养价值更高。

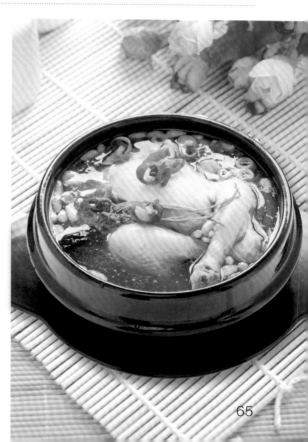

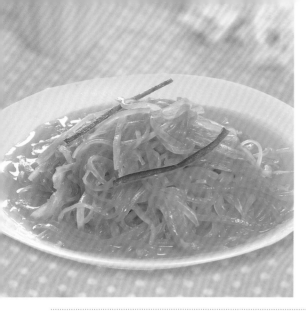

清炒莴笋丝

材料

莴笋 400 克，盐、鸡精、食用油、红椒丝各适量

做法

❶ 将莴笋去皮，洗净，切成细丝。

❷ 炒锅注入食用油烧热，放入莴笋丝翻炒 3 分钟（莴笋炒的时间不宜太长，且在炒的过程中尽量少放盐，这样才好吃），最后调入盐、鸡精调味，起锅装盘，撒上红椒丝即可。

青椒炒西葫芦

材料

西葫芦 300 克，青椒、红椒、盐、味精、茶油、蒜末各适量

做法

❶ 将西葫芦去外皮，洗净，切成片；青椒、红椒洗净，去蒂去籽，切成片。

❷ 净锅放入茶油烧热，加入蒜末爆香，再下入青椒和红椒、西葫芦翻炒片刻，加入盐、味精炒至入味即可。

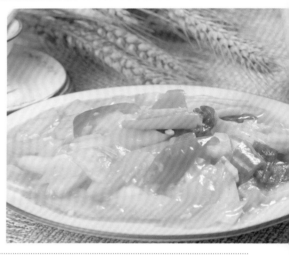

枸杞拌青豆

材料

青豆 350 克，枸杞子 15 克，玉米油、盐、蒜泥、酱油、醋、香葱末各适量

做法

❶ 将青豆、枸杞子分别用清水洗净，一起放进锅中，加适量水和盐煮熟，盛出装盘。

❷ 锅中倒入玉米油，放入蒜泥、酱油、醋炒香，出锅浇在青豆、枸杞子上，再撒上香葱末即成。

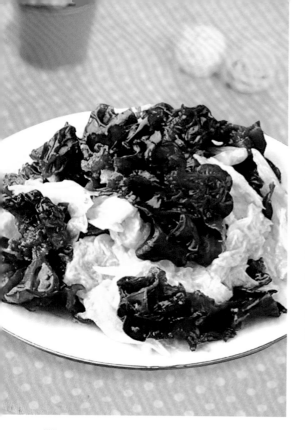

白菜炒木耳

材料

白菜 200 克，干黑木耳 50 克，葱、姜、蒜、食用油、盐各适量

做法

❶ 将白菜洗净，切成小片；干黑木耳用温水泡发洗净后，撕成小片。

❷ 葱、姜、蒜各切末，油锅烧热，倒入葱姜蒜后，加入黑木耳炒熟。

❸ 然后再倒入白菜炒熟，加盐调味即可。

专家点评

本菜具有降压、美容养颜的功效，注意白菜不要在锅里炒太久，否则容易造成营养成分的流失。

菠菜柴鱼卷

材料

菠菜 6 棵，柴鱼卷 6 片，春卷皮 6 张，番茄酱、盐各适量

做法

❶ 菠菜洗净，放入加盐的沸水中烫熟，捞起，沥干水分，待凉。

❷ 春卷皮排平，铺上柴鱼片，上置菠菜。

❸ 淋上少许番茄酱，卷紧即成。

专家点评

菠菜最大的特点是含钾量很高，可有效降低血压；而柴鱼卷有降低血液中胆固醇的作用。本菜可促进人体内胆固醇和脂肪代谢，能有效控制高脂血症，还能增强人体的免疫力。本菜适合高血压、高脂血症患者食用，还可有效预防心脑血管疾病的发生。

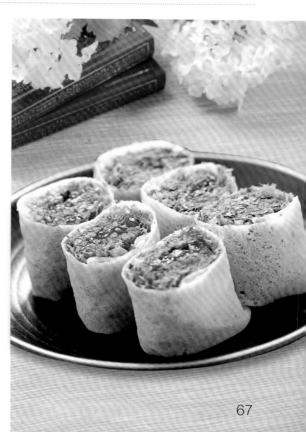

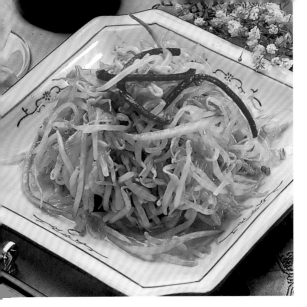

凉拌绿豆芽

材料

绿豆芽 200 克，黄瓜、红椒、盐、醋、生抽、香油各适量

做法

❶ 绿豆芽洗净；黄瓜洗净，切丝；红椒洗净切丝，用沸水焯一下待用。

❷ 锅中加入适量水烧沸，放入绿豆芽焯熟后，捞起控干并装入盘中，再放入黄瓜丝、红椒丝。

❸ 加入盐、醋、生抽、香油拌匀即可。

西芹拌腐竹

材料

西芹 200 克，腐竹 100 克，胡萝卜 50 克，盐、鸡精、香油各适量

做法

❶ 将西芹洗净，切成菱形块；腐竹用温水浸泡，切块；胡萝卜洗净，切成菱形片。

❷ 将以上材料放入沸水锅中焯水至熟，捞起沥干，装盘。

❸ 加入香油、鸡精和盐，搅拌均匀即可。

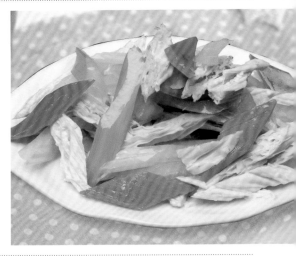

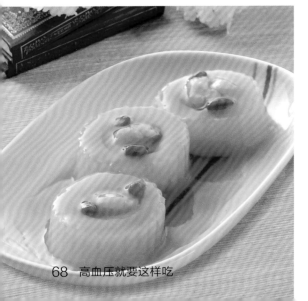

干贝黄瓜盅

材料

黄瓜 150 克，新鲜干贝 100 克，生地、芦根各 10 克，枸杞子 5 克，盐、淀粉各适量

做法

❶ 生地和芦根洗净放入棉布袋中，和水一起入锅，煮沸后约 3 分钟关火，滤取药汁。

❷ 新鲜干贝洗净；黄瓜洗净去皮切小段，挖去中心的籽，并塞入 1 个干贝，摆入盘中。

❸ 枸杞子撒在黄瓜上面，蒸熟；药汁加热调入淀粉，加适量盐，淋入盘中即可。

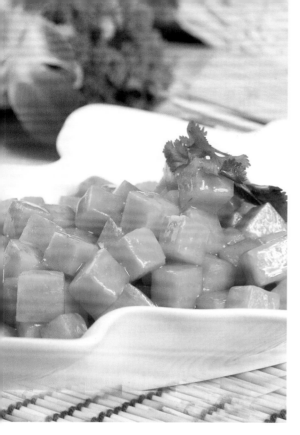

姜丝红薯

材料

红薯500克，酱油、盐、味精、姜丝、水淀粉、食用油、香菜各适量

做法

❶ 红薯去皮，洗净切块；香菜洗净备用。

❷ 锅中放食用油烧热，将红薯块投入油锅，炸至呈金黄色且外皮脆时，捞出沥油。

❸ 锅留底油，先放姜丝炝锅，再将红薯倒进锅内，加适量清水，调入酱油、盐、味精，焖至红薯入味，入水淀粉勾芡，撒上香菜即可。

专家点评

　　本菜有促进血液循环、降低血压的作用。此外，本菜中的红薯还含有果胶及淀粉、维生素、纤维素，有改善血管功能、降低胆固醇的作用。

西芹炒胡萝卜粒

材料

西芹250克，胡萝卜150克，食用油、盐、鸡精各适量

做法

❶ 西芹洗净，切菱形块，入沸水锅中焯水；胡萝卜洗净，切成粒。

❷ 油锅烧热，放入芹菜爆炒，再加入胡萝卜粒一起炒匀，至熟。

❸ 加入盐和鸡精调味即可出锅。

专家点评

　　西芹含有丰富的维生素P，可以增强血管壁的弹性、韧度和致密性，降低血压、血脂。胡萝卜具有降脂降压、养肝明目的功效。

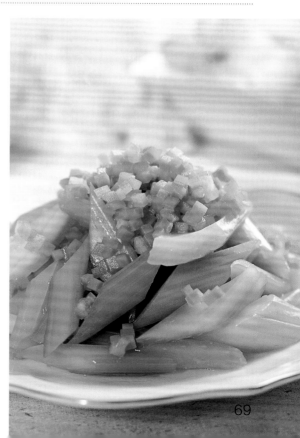

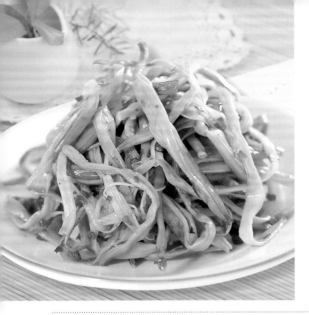

凉拌黄花菜

材料

干黄花菜 500 克，葱、盐、辣椒油各适量

做法

❶ 将干黄花菜放入水中浸泡并仔细清洗后，捞出；葱洗净，切成葱花。

❷ 锅加水烧沸，下入黄花菜稍焯后沥干水，装入碗中备用。

❸ 加入葱、盐、辣椒油一起拌匀即可。

酸甜白萝卜条

材料

白萝卜 300 克，干红辣椒 3 个，白醋、白糖、盐、香菜、味精各适量

做法

❶ 白萝卜去外皮，洗净，用刀切成厚长条，然后加适量盐腌制半小时，备用。

❷ 干红辣椒放入清水中洗净，切丝备用。

❸ 萝卜条冲洗干净，沥干水；将所有调味料一起放入萝卜条里拌匀，撒上香菜、干红辣椒丝，静置 15 分钟即可。

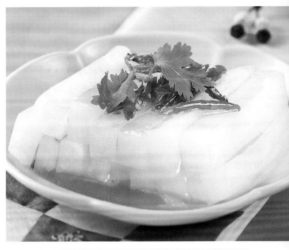

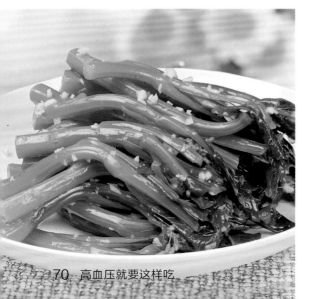

蒜蓉菜心

材料

菜心 400 克，蒜蓉 30 克，香油、盐、鸡精、食用油各适量

做法

❶ 将菜心洗净，放入加有盐的沸水锅中焯水至熟，捞出备用。

❷ 炒锅加入食用油烧热，放入蒜蓉爆香。

❸ 加入鸡精、香油、盐调味，起锅倒在菜心上即可。

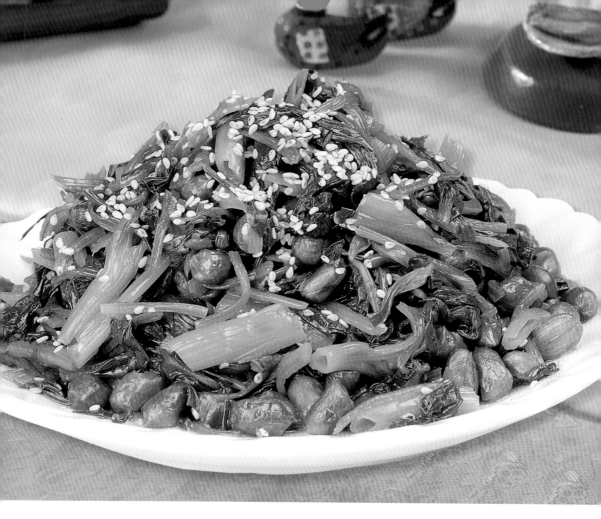

芝麻花生仁拌菠菜

材料

菠菜 400 克，花生仁 150 克，白芝麻 50 克，醋、香油、盐、鸡精、食用油各适量

做法

① 将菠菜择洗干净，切段，在沸水中稍焯，捞出，装盘待用。

② 花生仁洗净，放入油锅炸熟；白芝麻入锅炒香。

③ 将所有原料放入容器中，再加入香油、醋、盐和鸡精搅拌入味，装盘即可。

专家点评

　　花生仁含有的亚油酸有降低胆固醇的作用，有助于防治动脉硬化、高血压和冠心病。花生仁中的硒和另一种生物活性物质白藜芦醇可以防治肿瘤类疾病，同时它也是减少血小板聚集，预防和治疗动脉粥样硬化、心脑血管疾病的化学预防剂。芝麻含有大量的脂肪和蛋白质，还有糖类、维生素 A、维生素 E、卵磷脂、钙、铁、镁等营养成分，芝麻中的亚油酸也有调节胆固醇的作用。菠菜既能降低血液中的胆固醇，还能促进胃肠蠕动，预防便秘，降低血脂。

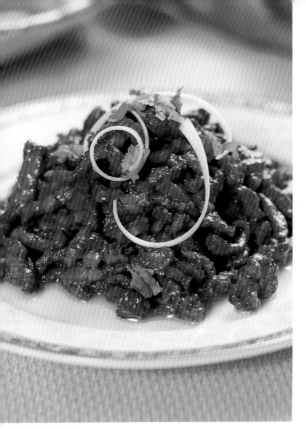

大葱牛肉丝

材料

牛肉 300 克，葱、红椒、姜末、香菜末、盐、胡椒粉、柱侯酱、老抽、淀粉、食用油各适量

做法

1. 牛肉洗净切丝；葱洗净切丝；红椒洗净切粒备用。
2. 牛肉调入盐、淀粉腌 5 分钟，葱丝装盘。
3. 锅中加入食用油烧热，爆香姜末、红椒粒、柱侯酱，放入牛肉丝，炒至牛肉快熟时调入盐、胡椒粉、老抽炒匀，用淀粉勾芡，撒上香菜末，盛在葱丝上即成。

专家点评

　　本菜含有丰富的蛋白质，有助于增强人体的免疫功能。同时，大葱中含有的维生素 C 有促进血液循环的作用。

板栗鸡翅煲

材料

板栗 250 克，鸡翅 500 克，蒜 15 克，姜 10 克，葱 20 克，白糖、盐、味精、料酒、淀粉、香油、青椒、红椒各适量

做法

1. 板栗去壳，用清水洗净备用；鸡翅用清水洗净，斩件；将准备好的鸡翅加盐和料酒拌匀，腌 10 分钟备用；蒜去皮，用清水洗净后剁成蓉备用；姜用清水洗净去皮，切片备用；葱洗净切成葱花备用。
2. 锅洗净，置火上，注入香油烧热，然后把腌好的鸡翅放入锅内稍炸后捞出沥油。
3. 砂锅注油烧热，入蒜蓉、姜片、青红椒爆香，放入鸡翅，调入料酒、清水，加入板栗同煲至熟，用白糖、盐、味精、料酒调味，淀粉勾芡，撒上葱花，淋香油即可。

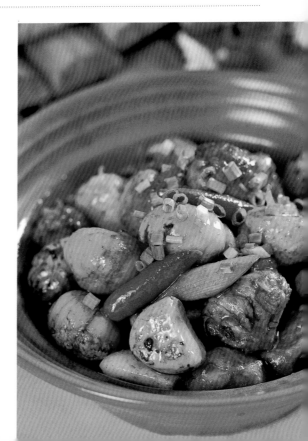

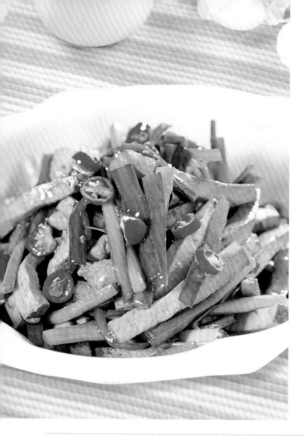

韭菜炒香干

材料

韭菜 150 克，香干 120 克，姜、干红椒、盐、鸡精、酱油、香油、食用油各适量

做法

❶ 香干洗净，切条待用；韭菜洗净，切小段；姜洗净，切成小片。

❷ 炒锅上火，加入食用油烧热，倒入香干，加酱油、盐，炒出香味后，捞出沥干油，将底油烧热，放入姜片、干红椒，再放入韭菜，炒至熟，倒入香干。

❸ 再放入盐、鸡精、香油炒匀即可。

专家点评

　　韭菜含有较多的纤维素，能增加胃肠蠕动，还含有挥发油及含硫化合物，可促进食欲、杀菌和降低血脂。因此常食本菜对高脂血症、冠心病都大有好处。

海鲜沙拉船

材料

哈密瓜半个，虾仁、蟹柳各 150 克，芹菜、胡萝卜各 50 克，盐、生姜、沙拉酱各适量

做法

❶ 哈密瓜挖瓤，修边作为器皿；芹菜洗净，切段；胡萝卜洗净，切片；虾仁去虾线，洗净；蟹柳洗净，切段。

❷ 芹菜、胡萝卜入开水中稍烫，捞出；虾仁、蟹柳放入清水锅，加盐、生姜煮好，捞出；将上述备好的食材与哈密瓜肉一起放入器皿里，食用时蘸取沙拉酱即可。

专家点评

　　哈密瓜富含蛋白质、维生素和纤维素等，有促进体内毒素排出和降低血压的作用。

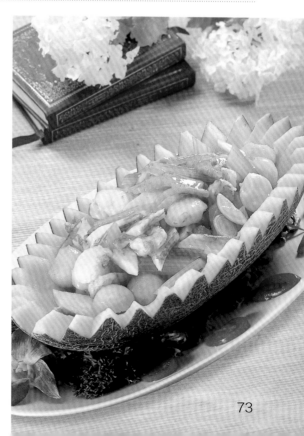

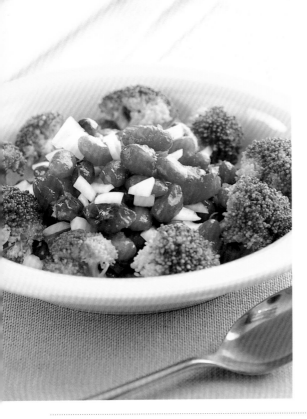

西蓝花拌红豆

材料

西蓝花 250 克，红豆、洋葱各 100 克，橄榄油、柠檬汁各适量

做法

① 洋葱剥皮，洗净，切丁；西蓝花洗净切小朵，放入沸水中焯烫至熟，捞起；红豆泡水后入沸水中烫熟备用。

② 橄榄油、柠檬汁调成酱汁。

③ 将洋葱、西蓝花、红豆与酱汁混合拌匀，摆盘即可。

专家点评

　　本菜具有清热解毒、利尿通淋、防癌抗癌、降脂降压等功效，可辅助治疗高脂血症、尿路感染、癌症等。烹炒西蓝花前，先用淡盐水浸泡 10 分钟，有助于去除残留农药。西蓝花焯水后，应放入凉开水内过凉，捞出沥干水再用。

银耳烧山药

材料

山药 200 克，银耳 30 克，白糖 5 克，水淀粉适量

做法

① 山药去皮，洗净，切小丁；银耳洗净，用水泡 2 小时至软，然后去硬蒂，切细末。

② 砂锅洗净，将山药、银耳放入锅中，倒入 3 杯水煮开。

③ 加入白糖调味，再加入水淀粉勾薄芡，搅拌均匀即可。

专家点评

　　银耳可滋阴润燥、清热泻火，还能降压降脂；山药具有益气补虚、降低血压的功效；两者搭配同食，对阴虚火旺的高血压患者有很好的食疗效果。

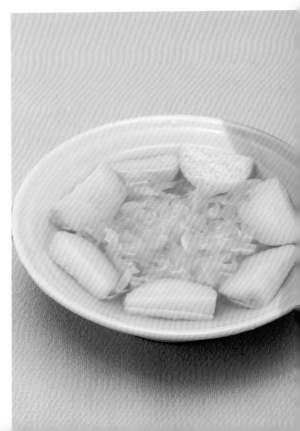

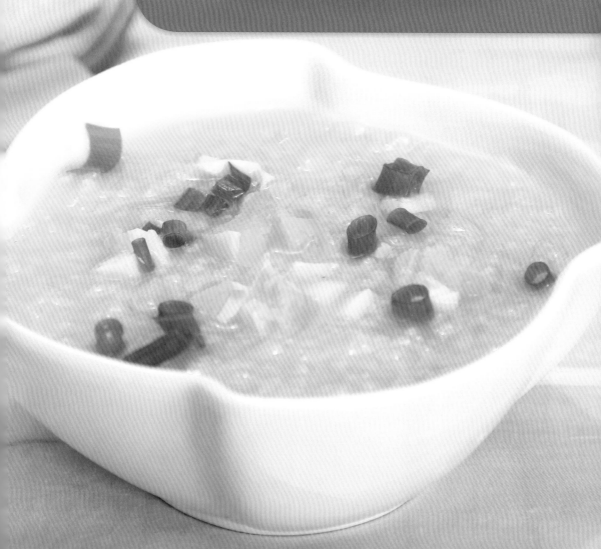

PART 2

降压汤羹粥

高血压患者的饮食原则就是避免高脂肪、高胆固醇的食物，避免煎烤、油炸、重油和过咸的食物，因此汤羹粥类饮食对高血压患者来说再合适不过了。本章介绍的主要是降压汤、降压羹、降压粥的做法，不但美味，而且适合高血压患者食用，具有较好的食疗功效。

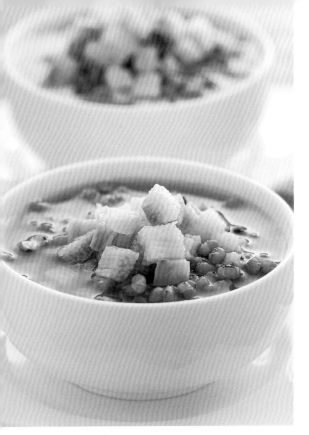

山药绿豆汤

材料

新鲜山药 140 克，绿豆 100 克，砂糖 10 克

做法

❶ 绿豆泡水至膨胀，沥干水分后放入锅中，加入清水，以大火煮沸，再转小火续煮40分钟至绿豆完全软烂，加入砂糖搅拌至溶化后熄火。

❷ 山药去皮，洗净，切小丁。

❸ 另外准备一锅滚水，放入山药丁煮熟后捞起，与绿豆汤混合即可食用。

专家点评

　　本汤中的山药含有大量的黏液蛋白、维生素及微量元素，能有效阻止血脂在血管壁的沉淀；绿豆有清热解暑、利尿消肿、降低血脂和血压的作用。所以本汤为高血压、高脂血症、高胆固醇血症、糖尿病、动脉硬化及冠心病患者的药膳佳肴。

猪腰山药薏米粥

材料

猪腰 100 克，山药 80 克，薏米 50 克，糯米 120 克，盐、味精、葱花、香油各适量

做法

❶ 猪腰收拾干净，切花刀备用；山药去皮后用清水洗净，切块备用；薏米、糯米分别用清水淘洗干净，浸泡好。

❷ 砂锅洗净，置于火上，加入适量清水，放入薏米、糯米，以大火煮沸后放入山药，转中火煮半小时。

❸ 改小火，放入猪腰，煮熟后加入适量盐和味精调味，再淋入香油、撒上葱花即可。

专家点评

　　本粥可以有效地降低血液中的胆固醇含量，并且还有利水渗湿、补肾强腰、增强机体免疫力的功效，适合肾虚型高血压患者食用。

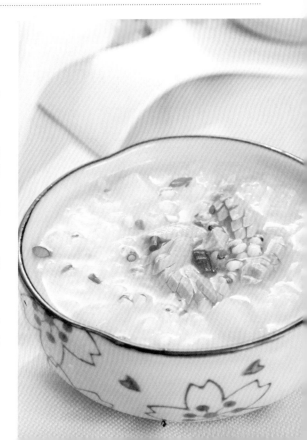

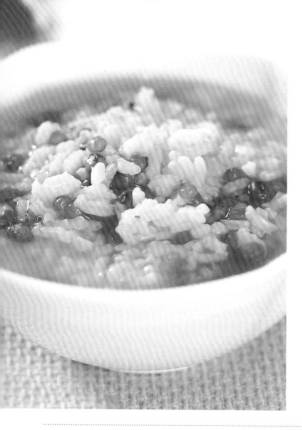

绿豆粥

材料

绿豆 50 克，粳米 100 克，白糖适量

做法

❶ 将绿豆洗净，再用温水浸泡2小时。

❷ 泡好的绿豆与洗净的粳米同入砂锅内，加水1升。

❸ 煮至豆烂汤稠时，加入白糖即可。

专家点评

　　绿豆富含蛋白质、多种维生素，以及钙、铁等营养元素，有抑制血脂上升，降低血压、血脂的功效，可有效地防止动脉粥样硬化，并且还能清热解毒、解暑止渴、利尿通淋；而粳米可益气补虚、健脾和胃、改善胃肠道。所以本品适合脾胃气虚、内火旺盛的高血压患者食用。但脾胃虚寒、小便频数患者不宜多食。

天麻川芎鱼头汤

材料

鲢鱼头半个，干天麻 5 克，川芎 5 克，盐、枸杞子、香菜各适量

做法

❶ 将鲢鱼头处理干净，斩块；干天麻、枸杞子、香菜、川芎洗净备用。

❷ 净锅上火倒入水，放入鲢鱼头、天麻、川芎、枸杞子煲至熟。

❸ 最后加入盐调味，撒上香菜即可。

专家点评

　　本汤具有息风止痉、祛风通络的作用，适合帕金森病、动脉硬化、中风、高血压等患者食用。

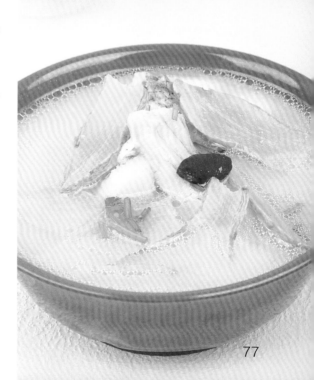

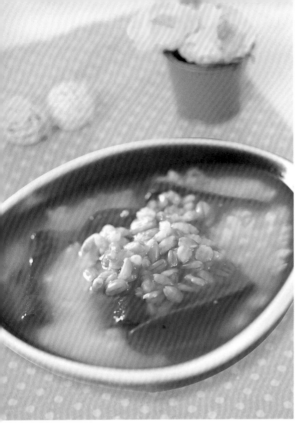

燕麦猪血粥

材料
燕麦 150 克,猪血 100 克,米酒少许

做法
① 将猪血洗净,切成小块;燕麦淘洗干净。
② 锅洗净,置于火上,再将燕麦、猪血同放入锅中,加适量清水,以大火煮沸后再转小火煮1小时。
③ 待粥煮成后,加入米酒调味即可。

专家点评
　　本粥中的燕麦含有高质量的膳食纤维,有降低胆固醇和血压,辅助治疗结肠癌、糖尿病、便秘等功效;而猪血含有一定量的卵磷脂,能抑制低密度脂蛋白的有害作用,有助于防治动脉粥样硬化,同时还能补血,适合贫血的高血压患者食用。

海带鸡爪煲猪骨

材料
猪骨、海带各 300 克,鸡爪 200 克,花雕酒、盐各适量

做法
① 将海带放入清水中泡发,捞出后洗净,切成大片备用。
② 鸡爪用清水洗净,对半斩开备用;猪骨洗净,斩件备用;将鸡爪和猪骨一起加入沸水中焯去血水备用。
③ 砂锅洗净,置于火上,注入水,将猪骨、鸡爪、海带、花雕酒一起入锅中,以大火烧开后转小火煲40分钟,加盐调味即可。

专家点评
　　猪骨和海带都富含钙,钙可降低人体对胆固醇的吸收,从而有效降低血液中的胆固醇。本汤尤其适合老年性高血压以及骨质疏松症患者食用。

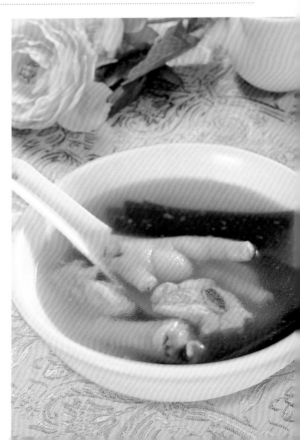

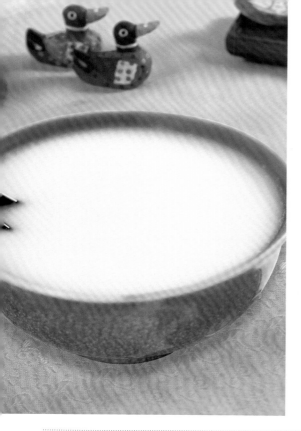

牛奶煮荞麦

材料

鸡蛋 2 个，荞麦 200 克，牛奶 100 毫升，白糖适量

做法

❶ 将荞麦放入锅中炒香后盛出，再放入搅拌机中打成粉末。

❷ 将鸡蛋打入杯中，冲入开水。

❸ 把冲好的鸡蛋倒入牛奶中，搅拌均匀后倒入锅中，再倒入荞麦粉、白糖，煮至入味即可。

专家点评

本粥中的荞麦富含维生素 P，可以增强血管壁的弹性、韧度和致密性，有降低血压的功效，与鸡蛋、牛奶同食，还可益气补虚、补脑安神，适合体质虚弱的老年性高血压患者食用，同时还可防治阿尔茨海默病，改善睡眠状况。

玉米山药粥

材料

山药 100 克，玉米糁 100 克，蜂蜜适量

做法

❶ 山药去皮，然后洗净切成小丁。

❷ 玉米糁用清水淘洗干净。

❸ 将以上材料一起加清水熬煮1小时左右。

❹ 煮熟后根据自己的口味添加适量蜂蜜，也可用冰糖代替蜂蜜。

专家点评

山药含有皂苷、胆碱等多种成分，皂苷能够降低胆固醇和甘油三酯，对高血压和高脂血症有改善作用。本粥具有补血降压的功效，玉米糁用凉水浸泡，静置后把水连同上面的杂质一起去掉，如此反复几次便可以把玉米糁淘洗干净。

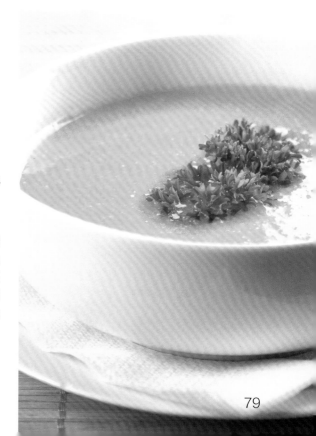

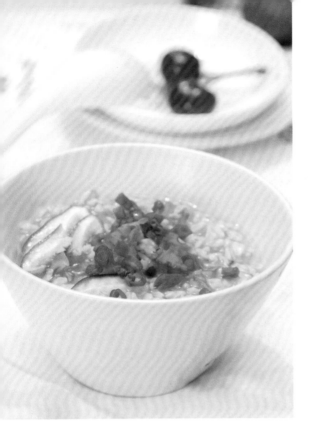

香菇燕麦粥

材料

香菇、白菜各适量，燕麦片 60 克，盐、葱各适量

做法

❶ 燕麦片泡发洗净；香菇泡发洗净，切片；白菜洗净，切丝；葱洗净，切花。

❷ 锅置火上，倒入清水，放入燕麦片，以大火煮开。

❸ 加入香菇、白菜同煮至浓稠状，调入盐拌匀，撒上葱花即可。

专家点评

　　本粥具有降低胆固醇、利水消肿的功效，并且营养十分丰富，含有大量的 B 族维生素，对人体的生长发育和新陈代谢有促进作用。

小米粥

材料

小米 100 克，干玉米碎粒、糯米各 50 克，砂糖少许

做法

❶ 将小米、干玉米碎粒、糯米分别用清水洗净，备用。

❷ 将洗后的小米、干玉米碎粒、糯米一起放入电饭煲内，煲至粥黏稠。

❸ 加砂糖调味即可。

专家点评

　　小米富含多种维生素和矿物质，能够有效地抑制血管收缩，降低血压，可防治动脉硬化；玉米含有丰富的钙、硒和卵磷脂、维生素 E 等，可降低血清胆固醇，减轻动脉硬化和脑功能衰退的程度，对于高血压、冠心病、脑卒中、阿尔茨海默病等疾病有一定的食疗作用。

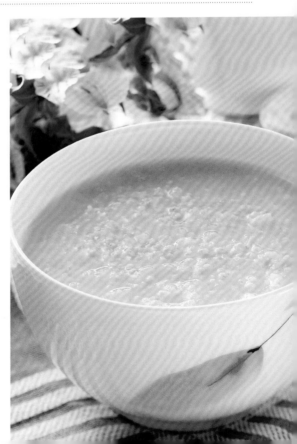

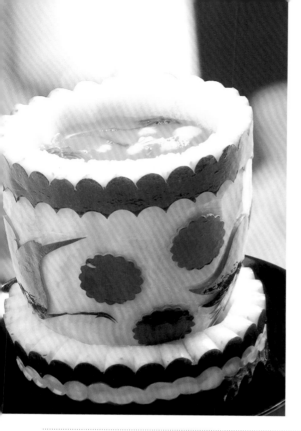

翡翠海鲜冬瓜盅

材料

带皮冬瓜 500 克，银耳 20 克，虾仁、鱼肉、火腿、莲子各 80 克，香菜 10 克，上汤 250 毫升，香油、淀粉、糖各适量

做法

❶ 火腿略洗并切丁；银耳浸泡约1小时，撕成小块，用上汤煨熟；莲子洗净，加少许糖蒸熟。

❷ 把虾仁、鱼肉用淀粉拌匀，放入上汤煲中略滚。

❸ 将烫熟的虾仁、鱼肉与银耳、火腿、莲子一起下入冬瓜盅中，撒上盐、香菜，淋入麻油即可。

专家点评

　　本汤具有降血压、清热去火、补充营养的功效。制瓜盅时，切忌用豉油，以免产生酸味。

桂圆小米粥

材料

桂圆肉 30 克，小米 100 克，红糖适量

做法

❶ 将桂圆肉洗净备用；小米放入清水中淘洗干净备用；将桂圆肉与淘洗干净的小米一起放入洗净的锅内。

❷ 锅置火上，往锅内注入适量清水，用大火烧开后转小火熬煮成粥。

❸ 最后调入红糖，煮至红糖溶化，轻轻搅拌使味道均匀即可。

专家点评

　　本粥富含蛋白质、维生素和各种矿物质等，可在一定程度上防治高血压，对于高胆固醇血症、动脉硬化、高脂血症、冠心病等也有一定的食疗作用，并且还有补血养心、安神益智的功效。

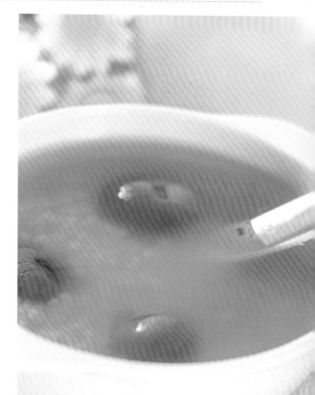

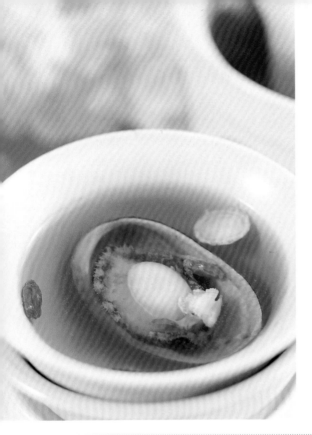

鲍鱼参杞汤

材料

鲍鱼2个，瘦肉150克，西洋参片12片，枸杞子30克，盐适量

做法

❶ 将鲍鱼杀好，洗净；瘦肉洗净，切块；西洋参片、枸杞子均洗净。

❷ 将准备好的所有材料放入炖盅内，加适量开水，盖上盅盖，隔水用中火蒸1小时。

❸ 加适量水炖至熟后（鲍鱼一定要烹透，不能吃半生不熟的），调入盐即可。

专家点评

　　本汤可益气补虚、滋阴润燥、平肝降压，适合高血压、肝阳上亢引起的头晕目眩、糖尿病以及阴虚、气虚等患者。

牡蛎酸菜汤

材料

牡蛎肉175克，酸白菜丝150克，粉丝30克，盐、葱段、红椒丝各适量

做法

❶ 牡蛎肉洗净；酸白菜丝洗净，浸泡。

❷ 粉丝泡发，切段备用。

❸ 净锅上火，加入适量清水，放入牡蛎肉、酸白菜丝、粉丝煮至熟，加盐调味，放入葱段、红椒丝即可。

专家点评

　　本汤中牡蛎含有的氨基乙牛磺酸能够降低人体血压以及血液中的胆固醇含量，还可预防动脉硬化。酸白菜具有软化血管、降低血压、通利肠道的功效，适合高血压、动脉硬化、冠心病等疾病患者食用，还可预防便秘，以防便秘引起高血压患者血压骤然上升引发心肌梗死、脑卒中等症。

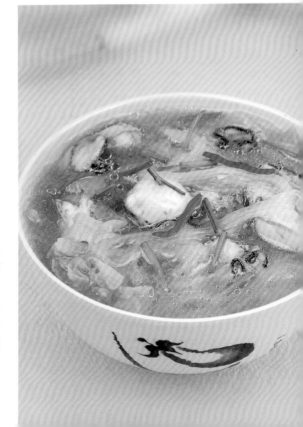

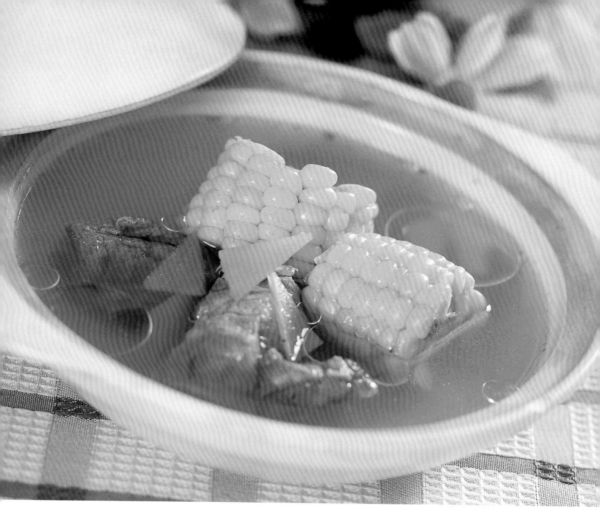

玉米排骨汤

材料

玉米、排骨各 400 克，葱、姜、盐、味精各适量

做法

❶ 将玉米用清水洗净，切成段备用；排骨洗净，砍成段备用；葱用清水洗净，切花备用；姜用清水洗净，切片备用。

❷ 锅洗净，置于火上，注入适量清水，以大火烧开，放入切好的排骨段焯去血水，捞出沥干水分备用。

❸ 将玉米、排骨、姜片放入砂锅内，加适量清水，以大火烧沸后转小火煲45分钟，放入葱花、盐、味精煲入味即可。

专家点评

　　排骨中含有丰富的骨胶原、骨粘连蛋白等蛋白质、钙和维生素，可增强骨髓造血功能，有助于骨骼的生长发育，老年人常食可预防骨质疏松症。而玉米含有的多种营养成分能有效降低血液中的胆固醇和血压，缓解动脉硬化和脑功能衰退等症状。所以本汤是预防高血压、冠心病、阿尔茨海默病、老年性骨质疏松等疾病的食疗佳品。

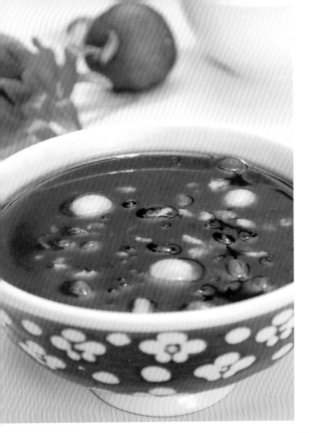

黑米黑豆莲子粥

材料

糙米 40 克，燕麦 30 克，黑米、黑豆、红豆、莲子各 20 克，白糖适量

做法

❶ 糙米、黑米、黑豆、红豆、燕麦分别用清水洗净，然后分别放进清水中泡发备用；莲子用清水洗净，然后放水中泡发后挑去莲心备用。

❷ 砂锅置火上，加入适量清水，放入糙米、黑豆、黑米、红豆、莲子、燕麦。

❸ 以大火煮沸后，转小火煮至各材料均熟，粥呈浓稠状，调入白糖拌匀即可。

专家点评

　　本粥中的黑米含有钾、镁及黄酮类活性物质，能维持血管正常的渗透压，降低血管脆性，预防血管破裂以及动脉硬化等症。

半夏薏米粥

材料

半夏、百合各 10 克，薏米 50 克，冰糖适量

做法

❶ 将半夏、百合分别洗净；薏米洗净，浸泡1小时，备用。

❷ 锅中加水烧开，倒入薏米煮至半熟，再倒入半夏、百合，用小火煮至薏米熟透。

❸ 最后加入适量冰糖调味即可。

专家点评

　　本粥中薏米含有丰富的水溶性纤维素，可以降低血液中胆固醇及三酰甘油的含量，能有效预防高血压、高脂血症、脑卒中、心血管疾病以及心脏病的发生。百合具有滋阴生津、降压降糖的功效，半夏可燥湿化痰，对痰湿型高血压患者有很好的疗效。因此，本粥不仅能有效降低血压，还能止咳化痰、清热利湿。

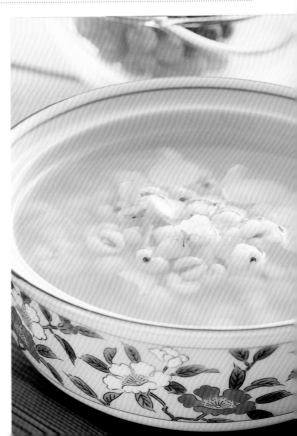

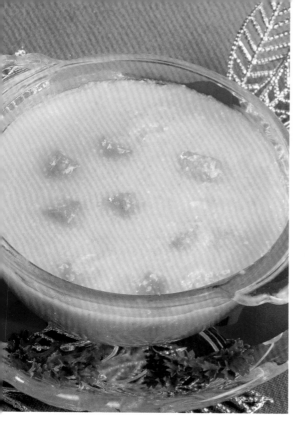

南瓜小米粥

材料

小米 100 克，南瓜 250 克，冰糖适量（可不加）

做法

❶ 小米用清水洗净，然后放水中浸泡 15 分钟，沥水。

❷ 南瓜洗净后，去皮切成小块状。

❸ 锅置于火上，倒入适量清水，放入小米，大火煮开。

❹ 煮开后，加入南瓜丁，小火慢熬至南瓜和小米软烂即可。喜欢甜食者加冰糖调味。

专家点评

　　本粥具有降压安神的功效。煮粥时先用大火烧开，再转至小火，如果锅内有浮沫，要先撇去浮沫，喜欢甜食者可待粥煮至黏稠时，加入一些冰糖调味。

白菜海带豆腐汤

材料

白菜 200 克，海带结 80 克，豆腐 55 克，高汤、盐、味精、香菜、枸杞子各适量

做法

❶ 先将白菜用清水洗净，撕成小块后备用；海带结用清水洗净备用；豆腐洗净，切块备用。

❷ 炒锅洗净，置于火上，加入高汤，将白菜、豆腐、枸杞子、海带结一起放入锅中煲至熟，调入盐、味精。

❸ 最后撒入香菜即可。

专家点评

　　本汤中的白菜不仅含有多种维生素，还含有可降低胆固醇的果胶；海带中含有钾和镁两种降压元素；豆腐不含胆固醇，但含优质蛋白，所以本汤十分适合高血压患者食用。

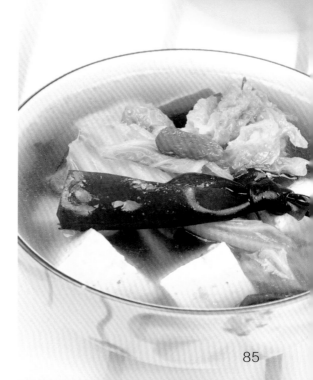

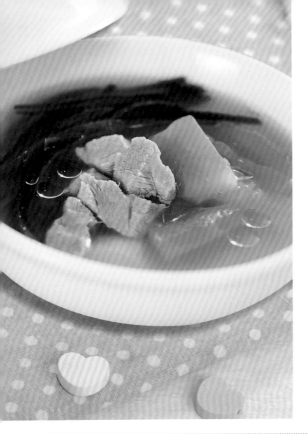

苦瓜海带瘦肉汤

材料

苦瓜 500 克，海带丝 100 克，瘦肉 250 克，味精、盐各适量

做法

❶ 将苦瓜洗净，切成两半，挖去核，切块。

❷ 海带丝浸泡1小时，洗净；瘦肉洗净，切成小块。

❸ 把苦瓜块、海带丝、瘦肉块放入砂锅中，加适量清水，煲至瘦肉烂熟，再调入盐、味精即可。

专家点评

　　苦瓜有清热泻火、降压降脂、保护血管的作用，对肝火旺盛引起的目赤肿痛、头痛眩晕有明显的改善作用；海带有降低血压、滋阴润燥的作用；瘦肉有益气补虚的作用。因此，本汤十分适合肝火旺盛的高血压患者食用。

竹荪鸡汤

材料

鸡翅200 克，竹荪 5 克，香菇 25 克，枸杞子20 克，盐适量

做法

❶ 鸡翅洗净剁小块，焯烫；竹荪泡软，切小段；香菇、枸杞子均洗净，备用。

❷ 将枸杞子、鸡翅块、香菇和水放入锅中，用大火煮滚后转小火，炖煮至鸡肉熟烂后放入竹荪段，煮约4分钟，加适量盐调味即可食用。

专家点评

　　本汤有助于降低人体血脂和脂肪酸的含量，减少腹壁脂肪的积存，保护肝脏，对高血压、高脂血症等疾病有一定的防治作用。

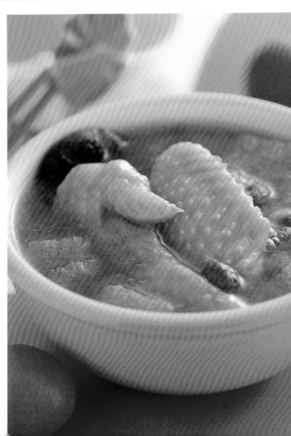

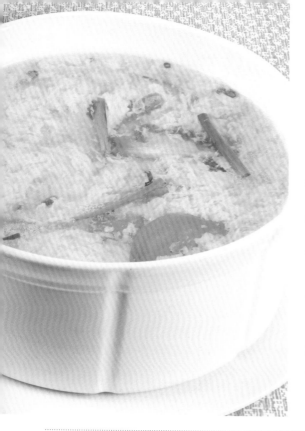

西红柿鸡蛋汤

材料

西红柿 150 克，鸡蛋 2 个，淀粉 10 克，葱、食用油、蒜、盐各适量

做法

❶ 将西红柿洗净切块；鸡蛋打散拌均匀；淀粉用水调开；蒜切片；葱洗净切花。

❷ 锅内放油，放入蒜片爆香，放西红柿，炒到出汁之后，放入适量水、盐。

❸ 淀粉勾芡，烧开之后将鸡蛋液倒入锅中，撒上葱花即可。

专家点评

　　本汤具有降压和美容养颜的功效，西红柿中富含番茄红素，只有经过加热才能更好地发挥功效；但是番茄红素很容易被热和氧气分解，所以应避免长时间加热。

牡蛎白萝卜蛋汤

材料

牡蛎肉 300 克，白萝卜 100 克，鸡蛋 1 个，盐、葱花、红椒末各适量

做法

❶ 将牡蛎肉洗净；白萝卜洗净，切丝；鸡蛋打散备用。

❷ 汤锅上火倒入水，放入牡蛎肉、白萝卜丝，待水烧开肉熟后，调入盐，淋入鸡蛋液煮熟。

❸ 最后撒上葱花、红椒即可。

专家点评

　　牡蛎富含牛磺酸，能够降低人体血压和血清胆固醇；白萝卜含有丰富的钾元素，能有效降低血脂、软化血管、稳定血压；鸡蛋能益气补虚，增强高血压患者的体质。常食本汤还可镇静安神、平肝潜阳、收敛固涩 。

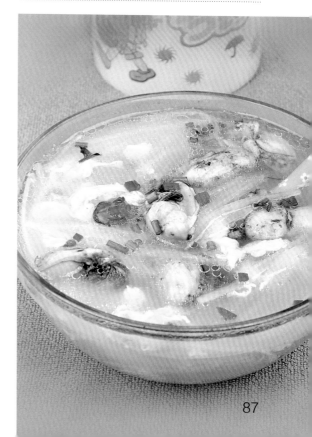

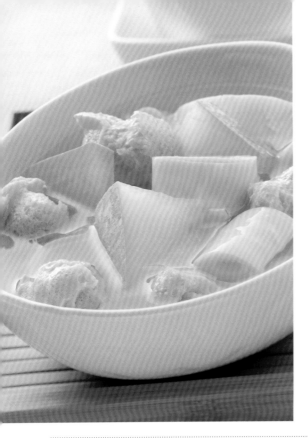

冬瓜竹笋汤

材料

素肉块 35 克，冬瓜 200 克，竹笋 100 克，黄柏、知母各 10 克，盐、香油各适量

做法

❶ 素肉块洗净，放入水中浸泡至软化，然后取出挤干水分备用；将冬瓜用清水洗净，切块备用；竹笋用清水洗净，切好备用。

❷ 黄柏、知母均洗净，放入棉布袋中，和600毫升清水一起放入锅中，以小火煮沸。

❸ 加入素肉块、冬瓜、竹笋混合煮沸，至熟，取出棉布袋，加入盐、香油即可。

专家点评

冬瓜和竹笋都属于高钾低钠食物，可排毒降压、利尿消肿、降低血液中的胆固醇，并且还有清热泻火、利尿通淋的作用。此外，黄柏和知母还具有清热解毒等功效。

老鸽汤

材料

老鸽 1 只，枸杞子 15 克，盐、红枣各适量

做法

❶ 老鸽收拾干净，用热水焯烫后，再用冷水冲凉，备用。

❷ 将鸽肉放入洗净的锅内，加入适量清水，将锅置于火上。

❸ 将红枣、枸杞子洗净也放入锅中炖3~4小时，加盐调味即可。

专家点评

鸽肉中的蛋白质极为丰富，而脂肪含量极低，是典型的高蛋白、低脂肪、低热量食物，对高血压、高脂血症、冠心病等症均有食疗作用。枸杞子具有补肝肾、明目、降压的功效，也适合高血压患者食用。

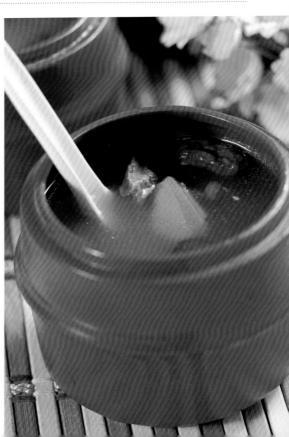

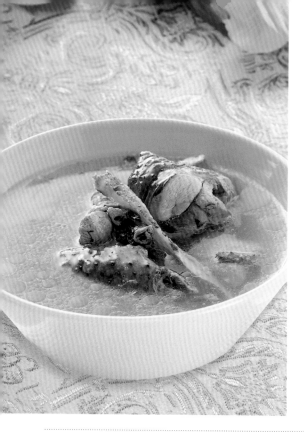

黄芪乌鸡汤

材料

田七、黄芪各 15 克，乌鸡腿 1 只，盐适量

做法

❶ 乌鸡腿用适量清水洗净后剁块，放入沸水中焯烫，捞出洗净血污；田七和黄芪分别洗净。

❷ 将鸡腿和田七、黄芪一起放入砂锅中，加适量清水，以大火煮开后转小火续炖25分钟关火。

❸ 加适量盐调味即成。

专家点评

　　本汤有活血化淤、补气健脾的功效，同时还能有效降低血压，改善冠脉血流量和心脏功能，增强免疫力，对改善高血压、冠心病等疾病有很好的食疗作用。

燕麦粥

材料

香蕉 2 根，燕麦 50 克，大米 50 克，枸杞子、冰糖各适量

做法

❶ 香蕉去皮，切成小块；燕麦洗净，放在锅内；枸杞子用温水浸泡。

❷ 大米洗净放入锅内，和燕麦一起加入清水大火煮粥。

❸ 粥快煮好时加入香蕉、枸杞子，小火熬煮10分钟，可根据自己的口味添加冰糖。

专家点评

　　本粥具有改善便秘，预防高血压的功效，燕麦也可以与玉米同煮，营养更为丰富。

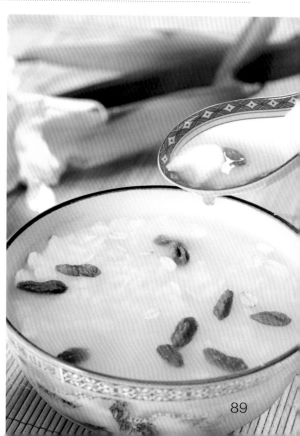

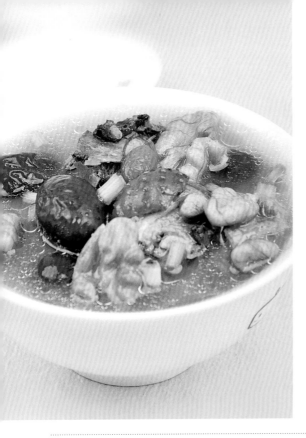

红枣核桃乌鸡汤

材料

乌鸡 250 克，红枣 8 颗，核桃仁、盐、姜片、葱花各适量

做法

1. 将乌鸡杀洗净，斩块焯水。
2. 红枣、核桃仁洗净备用。
3. 净锅上火，倒入适量清水，调入盐、姜片，放入乌鸡、红枣、核桃仁煲至熟，撒上葱花即可。

专家点评

本汤具有使血液保持疏通顺畅、降低胆固醇、稳定血压的作用，还能活血补虚、润肠通便，非常适合气血亏虚、失眠多梦的高血压患者食用。

参片莲子汤

材料

人参片 10 克，红枣 10 颗，莲子 40 克，冰糖适量

做法

1. 红枣洗净、去籽备用；莲子洗净；人参洗净切片备用。
2. 莲子、红枣、人参片放入炖盅，加水盖满材料炖煮（约11分钟），然后移入蒸笼，转中火蒸煮1小时。
3. 加入冰糖续蒸20分钟，取出即可。

专家点评

本汤能起到扩张血管从而降低血压的作用。人参和莲子有强心和抗心律不齐的作用，而红枣有降压、补血的功效。因此，高血压患者常服本汤既可降低血压，还能帮助睡眠。

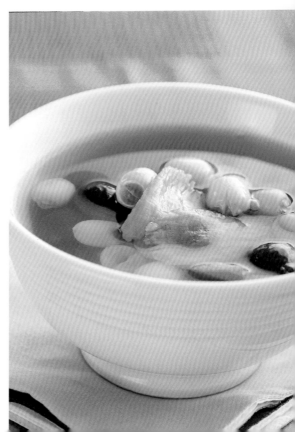

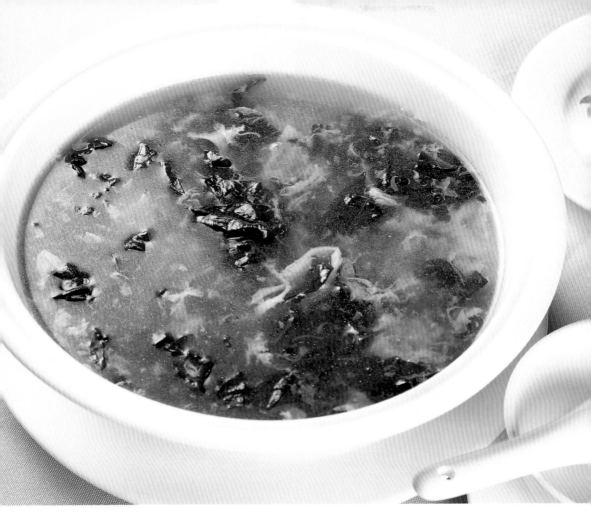

紫菜蛋花汤

材料

紫菜 20 克，鸡蛋 2 个，鸡汤 1000 毫升，盐、鸡精、胡椒粉、糖、姜片各适量

做法

❶ 将紫菜洗净泡发，捞出备用。

❷ 将鸡汤倒入锅中，加入少许盐、糖、姜片，待汤煮沸时放入紫菜。

❸ 最后将鸡蛋打成蛋花，倒入锅中，搅散，加入鸡精、胡椒粉即可。

专家点评

紫菜是海产品，容易反潮变质，应将它装入黑色食品袋子内，放置于低温、干燥的地方或冰箱中，使其保留风味与营养价值。选购紫菜时，以深紫色，薄而有光泽的较新鲜。另外需要注意的是，紫菜含有的血尿酸，人体吸收后能在关节中形成尿酸盐结晶，加重关节炎症状，因此关节炎患者忌食用。本汤有清热利尿、生津止渴、降低血压的功效，还可改善高血压性头痛、头晕症状。此外，紫菜中的镁元素含量相对其他食物较多，低脂且不含胆固醇，能够降低血清胆固醇的含量，防治高脂血症。

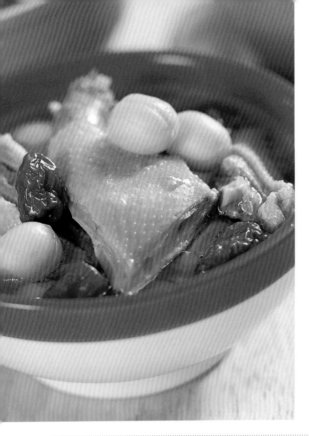

鸽肉莲子汤

材料

鸽子1只，莲子60克，红枣25克，盐、味精、姜片、食用油各适量

做法

❶ 鸽子去毛去内脏，洗净，切块备用；莲子、红枣分别泡发，洗净备用。

❷ 将鸽肉放入沸水中焯去血水，捞出沥干。

❸ 锅洗净，置于火上，加入食用油烧热，用姜片炝锅，放入鸽块稍炒，加水，放入红枣、莲子一起炖35分钟至熟，加盐和味精调味即可。

专家点评

　　鸽肉具有补气虚、降血压和血脂的功效，适合气血亏虚的高血压患者食用。莲子和红枣具有补益气血、养心安神、健脾补肾的功效，同时还能降低血压和胆固醇。因此，常食本汤可改善高血压患者体虚、头晕、贫血等症状。

莲子乌鸡山药煲

材料

乌鸡200克，鲜香菇45克，山药35克，莲子10颗，盐、葱段、姜片各适量

做法

❶ 将乌鸡用清水洗净，斩块，放入沸水中焯烫，捞出洗净血污。

❷ 鲜香菇洗净切片备用；山药去皮后洗净，切块备用；莲子泡发，去莲心，洗净。

❸ 砂锅洗净，置于火上，加水，放入葱段、姜片、乌鸡、鲜香菇、山药、莲子，大火烧沸后转小火煲至熟，加盐调味即可。

专家点评

　　本汤中的乌鸡是典型的低脂肪、低糖、低胆固醇、高蛋白的食物，非常适合高血压、高脂血症等症患者食用。莲子和山药都具有降低血压和胆固醇的作用，同时还能养心安神、健脾补肾。

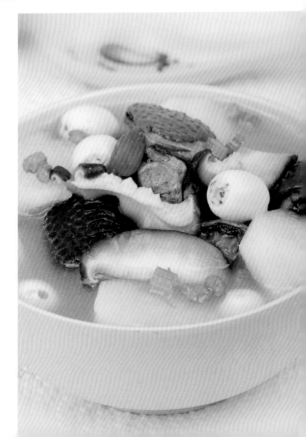

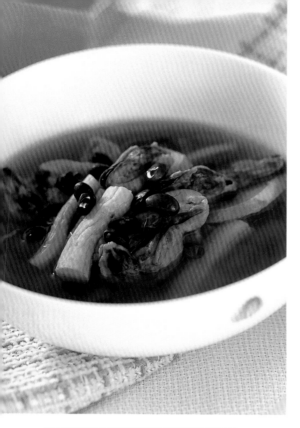

党参苁蓉淡菜汤

材料

党参、肉苁蓉、淡菜各20克,黑豆50克,生姜、盐各适量

做法

❶ 将党参、肉苁蓉、淡菜及生姜分别洗净,沥干水备用。

❷ 黑豆洗净泡发,入锅炒至裂开。

❸ 以上材料放入砂锅内,加适量清水,大火烧沸后转小火煲2小时,加盐调味即可。

专家点评

本汤有补肝肾、降血压、养气血等功效,尤其适合体质虚弱、气血不足的中老年人以及高血压、动脉硬化、耳鸣眩晕、肾虚之腰痛、阳痿、盗汗、小便余沥、妇女白带过多等症患者食用。

双耳山楂汤

材料

银耳、黑木耳、山楂各100克,白糖适量

做法

❶ 将银耳和黑木耳用水泡发洗净,换几次水后,撕成小朵放入盘中备用。

❷ 把山楂清洗干净,然后和银耳、黑木耳一起倒入锅中加水煮。

❸ 先用大火将其烧开,然后再用小火煮10分钟左右,等汤变得黏稠时,加入白糖调味即可。

专家点评

本汤具有降低血压、清热的功效。银耳在烹制前要充分浸泡,并将黄色的部分摘除,以免破坏食物的口感。

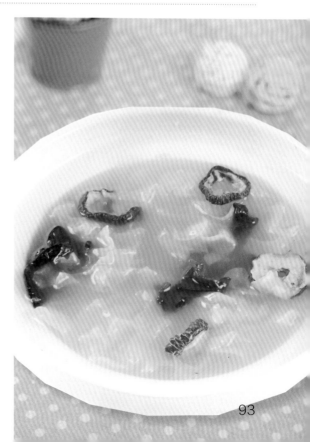

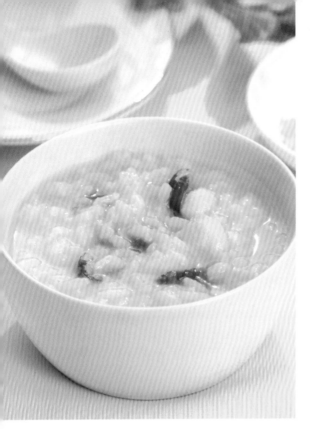

红枣莲子桂圆粥

材料

莲子 20 克，桂圆肉 10 克，糯米 50 克，红枣、白糖各适量

做法

❶ 将莲子、桂圆肉、红枣、糯米分别洗净。

❷ 将莲子、桂圆肉、红枣、糯米一同放入锅内，加适量水同煮成粥。

❸ 待粥煮至浓稠状后，调入适量白糖，续煮5分钟即可。

专家点评

　　本粥有降低血压、抗心律不齐、安定心神的作用。此外，桂圆肉还可降血脂，增加冠状动脉血流量，可预防高血压、动脉硬化。

芝麻花生仁杏仁粥

材料

芝麻、花生仁、甜杏仁、粳米各适量，葱花、白糖各适量

做法

❶ 将芝麻、花生仁、甜杏仁、粳米洗净。

❷ 将芝麻、花生仁、甜杏仁、粳米一同放入锅中，加适量水。

❸ 煮熟后，加入白糖拌匀，撒上葱花即可。

专家点评

　　杏仁分为甜杏仁及苦杏仁两种。甜杏仁味道微甜、细腻，多用于食用，具有润肺、止咳、滑肠等功效。苦杏仁带苦味，并有一定的毒性，多作药用，具有润肺、平喘的功效。本粥能够降低人体内胆固醇的含量，还能显著降低高血压、心脑血管疾病和很多慢性病的发病危险。

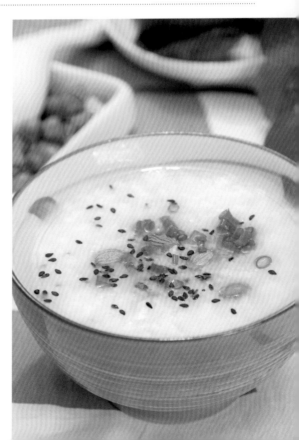

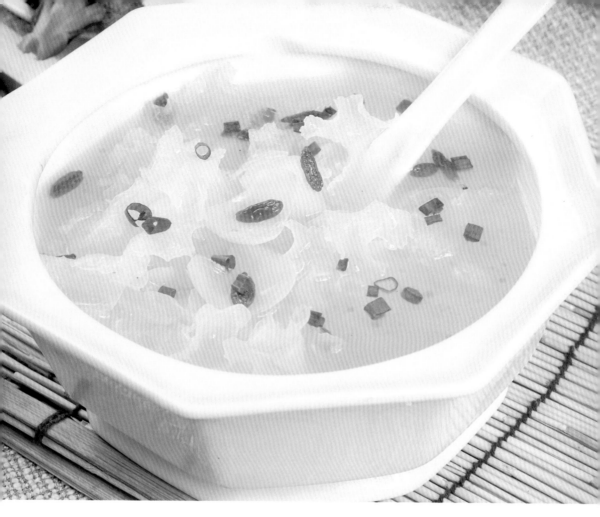

雪梨银耳枸杞汤

材料

银耳 30 克，雪梨 1 个（约 300 克），枸杞子 10 克，冰糖、葱花各适量

做法

❶ 雪梨洗净，去皮、去核，切小块待用。

❷ 银耳泡半小时后，洗净，撕成小朵；枸杞子洗净待用。

❸ 锅中倒入清水，放入银耳，大火烧开，转小火将银耳炖烂，放入枸杞子、雪梨、冰糖，炖至梨熟，撒上葱花即可。

专家点评

　　雪梨有降低血压、养阴清热的作用。因为梨中含有较多的配糖体和鞣酸成分以及多种维生素，故高血压、心肺病、肝炎、肝硬化患者常吃梨大有好处。肝炎患者吃梨能起到保肝脏、助消化、增食欲的作用。银耳中含有蛋白质、多种氨基酸和脂肪、矿物质及多糖。银耳中的蛋白质含有人体必需的 17 种氨基酸，它不但能降低血压和血脂，还能补充营养，改善患者体质。

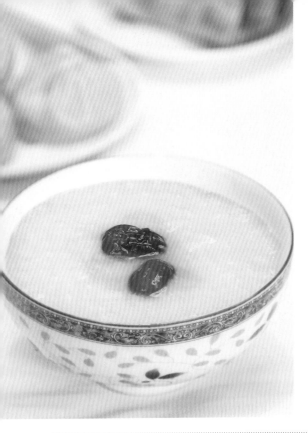

红枣核桃仁羹

材料

红枣 100 克，大米 200 克，核桃仁 15 克，白糖 10 克

做法

❶ 先将大米泡发后洗净；红枣和核桃仁浸泡洗净，备用。

❷ 将大米放进砂锅中，加水煮沸后转小火熬煮至浓稠，再加入红枣、核桃仁同煮。

❸ 快煮好时再加入白糖，煲煮片刻即可。

专家点评

本羹中红枣含有可保护血管的黄酮类，其中含有使血管软化、降低血压的芦丁；核桃仁有增大动脉血流量、降低血管阻力的作用，可有效地预防和辅助治疗高血压、动脉硬化等症。

酒酿红枣蛋

材料

鸡蛋 60 克，甜酒酿、枸杞子、红枣、红砂糖各适量

做法

❶ 鸡蛋放入开水中煮熟，剥去外壳；红枣、枸杞子洗净。

❷ 红枣、枸杞子放入锅中，加入2碗水煮沸，转小火煮至剩约1碗水。

❸ 加入鸡蛋、甜酒酿、红砂糖，稍煮入味即可食用。

专家点评

本羹有保护血管、使血管软化、降低血压的作用，可以预防和辅助治疗高血压、动脉硬化等；红枣中黄酮类芦丁含量较高，有降血压、软化血管的作用；甜酒酿可活血化淤，促进血液循环，能预防动脉粥样硬化；枸杞子也能平肝降压。

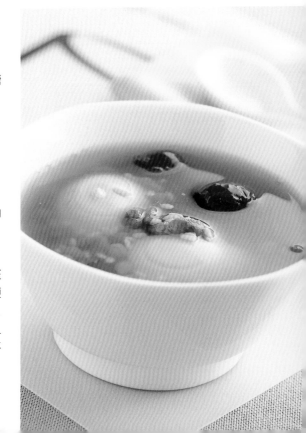

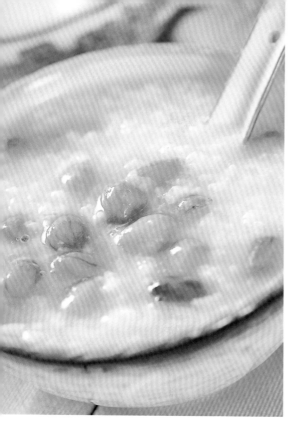

花生仁粥

材料

花生仁 50 克，大米 100 克，糖适量

做法

❶ 将花生仁用清水洗净；大米洗净后放入清水中备用。

❷ 锅洗净，置于火上，将花生仁和大米用水混合同煮成粥。

❸ 待粥烂时，加入糖，煮至入味即可。

专家点评

　　在花生仁的诸多吃法中以炖吃为最佳。这样既避免了花生仁营养素的破坏，又具有口感潮润、易于消化的优点，老少皆宜。食用花生仁时，可将花生仁连红衣一起与红枣搭配，既可补虚，又能补血，最宜用于身体虚弱的出血患者。本品有改善血管功能、保持血流顺畅的作用。

葛根鸡汤

材料

鸡肉 300 克，葛根 10 克，红枣 3 颗，枸杞子 5 颗，百合 5 克，盐适量

做法

❶ 先将鸡肉剁成块状，再焯烫后沥干。

❷ 把枸杞子、红枣、百合洗净沥干水分。

❸ 将鸡块、枸杞子、百合、红枣和葛根倒入汤锅，大火煮沸。

❹ 转入小火熬制，并加入适量盐，煮至鸡肉软烂即可出锅。

专家点评

　　本汤具有降低血压，降低胆固醇的功效，鸡肉在烹制前一定要用沸水焯烫一下，这样不但有助于去除腥味，还能让汤味更加鲜美。

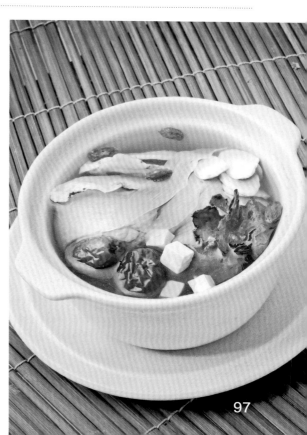

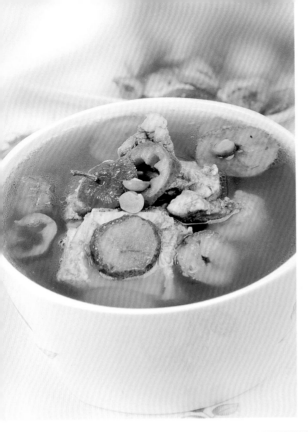

山楂猪骨汤

材料

猪脊骨 150 克，鲜山楂 50 克，黄精 5 克，清汤、盐、姜片各适量

做法

❶ 将山楂用清水洗净后去核备用；猪脊骨用清水洗净后斩块，焯水洗净，备用；黄精洗净。

❷ 净锅上火倒入清汤，调入盐、姜片、黄精烧开30分钟。

❸ 再下入猪脊骨、山楂煲至熟即可。

专家点评

本汤具有扩张血管及降压作用，还有增强心肌、抗心律不齐、调节血脂及胆固醇含量的功能，适合高血压、高脂血症等疾病患者食用。

发菜银鱼羹

材料

银鱼 100 克，发菜 10 克，鸡蛋 1 个，香菇 4 朵，冬笋、鸡肉各 50 克，香油、胡椒粉、盐、鸡精、淀粉、香菜各适量

做法

❶ 银鱼、发菜洗净；冬笋、香菇、鸡肉分别洗净切丝，鸡蛋去蛋黄留蛋清备用。

❷ 锅中放适量水，加入银鱼、发菜、香菇、冬笋、鸡肉，用小火煮10分钟后，调入香油、胡椒粉、盐、鸡精。

❸ 用淀粉勾芡，加入蛋清，撒上香菜即可。

专家点评

银鱼具有降低血脂、血压的功效；香菇中所含香菇素可预防血管硬化，降低人体血压；冬笋含脂肪、淀粉很少，属天然低脂、低热量食品，是适宜高血压、肥胖者的食疗佳品。

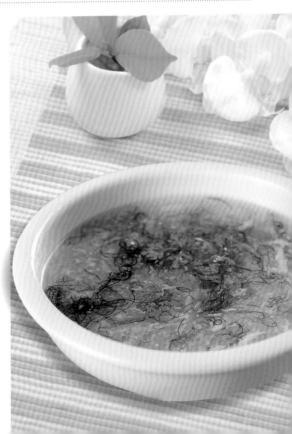

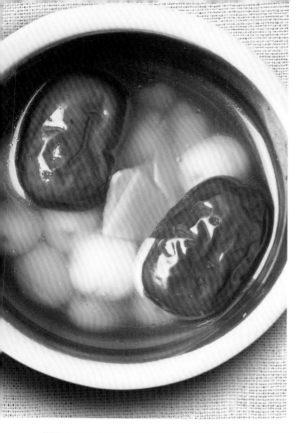

莲子红枣汤

材料

莲子 50 克，红枣 10 克，百合 10 克，冰糖 10 克

做法

❶ 把莲子放温水中浸泡2小时，沥干水分。

❷ 将莲子、百合和红枣一起放入汤锅中，大火煮沸。

❸ 转小火慢炖1小时左右，调入适量冰糖，待冰糖融化后即可出锅。

专家点评

　　本汤具有降压安神的功效，烹制此汤的方法并不局限于此，还可以采用隔水炖煮法。

葱白红枣鸡肉粥

材料

红枣 10 颗，葱白、香菜、生姜各 10 克，鸡肉、粳米各 100 克，盐适量

做法

❶ 将粳米、红枣洗净；生姜、葱白洗净，生姜切片，葱白切丝；香菜洗净切段；鸡肉洗净切粒备用。

❷ 将红枣、粳米、生姜片、鸡肉粒放入锅中，煮半小时左右。

❸ 待粥煮成，再加入葱白丝、香菜段，加入盐调味即可。

专家点评

　　每天食用适量葱，对身体有益。葱可生吃，也可凉拌当小菜食用，作为调料，多用于荤、腥、膻以及其他有异味的菜肴、汤羹中。本粥有舒张小血管、促进血液循环的作用。

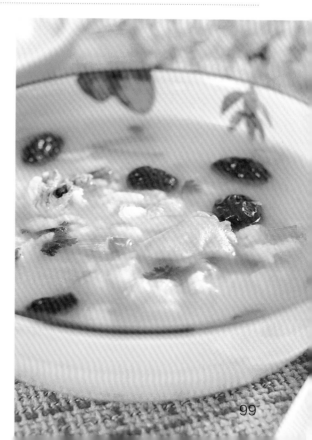

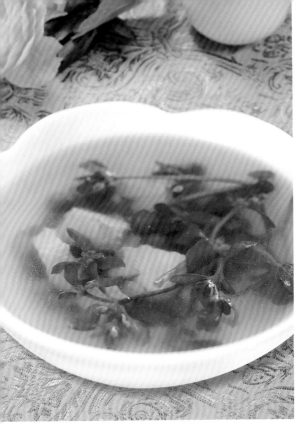

马齿苋杏仁瘦肉汤

材料

马齿苋 50 克，杏仁 100 克，猪瘦肉 150 克，盐适量

做法

❶ 马齿苋择嫩枝洗净备用；猪瘦肉用清水洗净，切块备用；杏仁用清水洗净备用。

❷ 锅洗净，置于火上，将马齿苋、猪瘦肉以及杏仁一起放入锅内，加适量清水。

❸ 煮沸后，改小火煲2小时，加盐调味即可。

专家点评

　　马齿苋作为一种野菜，不仅能做出可口的佳肴，还能起到预防某些疾病的效果。马齿苋中含有的钾离子可直接作用于血管壁上，使血管壁扩张，阻止动脉管壁增厚，从而起到降低血压的作用。调查研究发现，"三高"人群经常吃马齿苋可保护血管，预防心脑血管疾病的发生。

人参蜂蜜粥

材料

人参 3 克，蜂蜜 50 毫升，韭菜 5 克，粳米 100 克，生姜 2 片，葱花适量

做法

❶ 将人参洗净，置清水中浸泡1夜；韭菜洗净切末。

❷ 将泡好的人参连同泡参水与洗净的粳米一起放入砂锅中，小火煨粥。

❸ 待粥将熟时放入蜂蜜、生姜片、韭菜末调匀，再煮片刻，最后撒上葱花即可。

专家点评

　　本粥有改善心脑血管功能、舒张血管、降低血压、降低胆固醇的作用，对高血压、心脑血管疾病有一定的食疗作用。

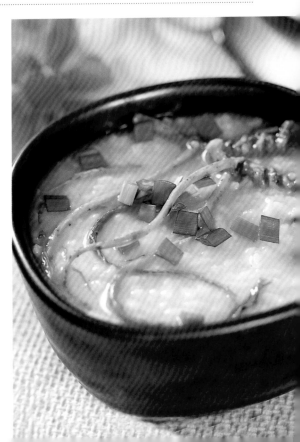

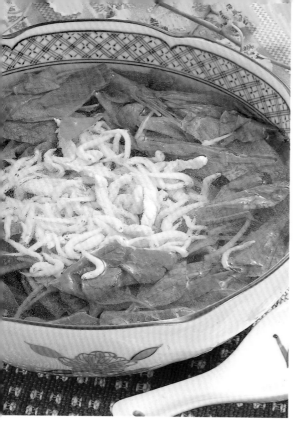

银鱼苋菜羹

材料

苋菜 200 克，银鱼 200 克，瘦肉 20 克，盐适量

做法

❶ 将苋菜洗净；银鱼洗净，切丝；瘦肉洗净，切丝。

❷ 再将苋菜、银鱼丝、瘦肉丝放入锅中加水煮熟，加入适量盐即可。

专家点评

　　本羹具有清热、补虚、降血糖、降血压的功效，常食可预防心脑血管疾病的发生。银鱼是极富钙质、高蛋白、低脂肪的鱼类，适合高脂血症、糖尿病患者食用，而苋菜也具有降压、降脂、降糖的功效，也适合糖尿病患者食用。

桑寄生黑豆炖老鸡

材料

老母鸡半只，桑寄生 30 克，黑豆 10 克，生姜 5 克，盐适量

做法

❶ 把黑豆浸泡5小时左右；生姜切成小片。

❷ 老母鸡切成块状，放沸水中焯烫一下。

❸ 鸡块、黑豆、姜片和桑寄生放入汤锅，大火煮沸。

❹ 转小火炖，炖至黑豆熟、鸡肉软烂为止，加适量盐调味即可。

专家点评

　　本汤具有降低血糖和血脂的功效，煮鸡汤时先用大火煮开，再用小火煮 3 小时左右，这样煮出的鸡汤既有营养又有味道。

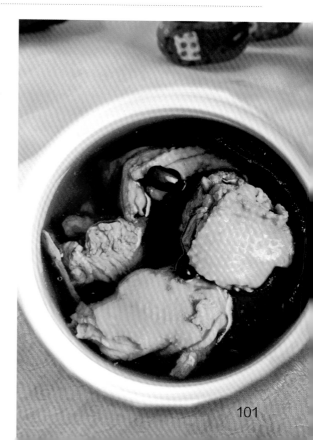

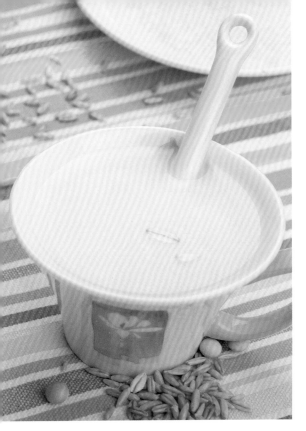

燕麦煮牛奶

材料

脱脂牛奶 200 毫升，燕麦 40 克，黄豆 30 克，白糖适量

做法

❶ 将黄豆洗净，用清水泡至发软；燕麦淘洗干净。

❷ 将黄豆、燕麦放入豆浆机中，加适量水搅打成浆，烧沸后加入脱脂牛奶滤出。

❸ 调入适量白糖即可。

专家点评

　　牛奶具有良好的降压补虚作用，黄豆富含不饱和脂肪酸和大豆磷脂，能保持血管弹性，防止血管硬化。燕麦中富含亚油酸和人体必需的 8 种氨基酸，对动脉硬化、冠心病、糖尿病以及脂肪肝等疾病患者都有一定的食疗作用。

黄豆桑叶黑米豆浆

材料

黄豆、黑米各 40 克，干桑叶 8 克，白糖适量

做法

❶ 黄豆、黑米分别放入清水中浸泡2~3小时，直至变软，捞出后用清水冲洗干净；干桑叶用清水洗净。

❷ 将准备好的黄豆、黑米、干桑叶一起放入豆浆机中，然后往豆浆机中加水至上、下水位线之间。

❸ 搅打成豆浆，烧沸后滤出，加白糖即可。

专家点评

　　豆浆中富含大豆皂苷，不含胆固醇，能够降低人体胆固醇及抑制体内脂肪发生过氧化现象，可有效抑制血栓形成。黑米含有钾、镁及黄酮类活性物质，能维持血管正常渗透压，减轻血管脆性，预防血管破裂以及动脉硬化等症。

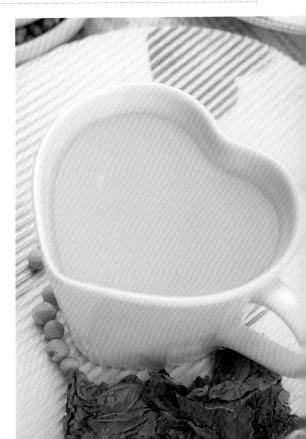

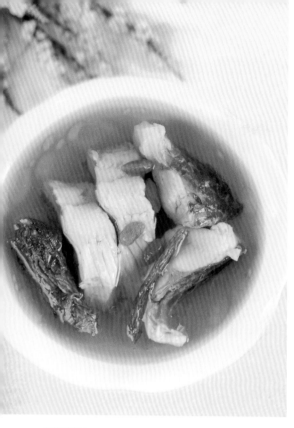

枸杞鱼片汤

材料

枸杞子 10 克，草鱼肉 150 克，枸杞子叶 400 克，决明子 20 克，姜、盐各适量

做法

❶ 姜切丝；枸杞子用温水泡软备用。

❷ 将枸杞子叶、决明子均洗净，一起放入纱布袋中。

❸ 鱼肉切片，同姜丝、纱布袋一起煮开。

❹ 用小火炖煮40分钟，放入枸杞子，加入适量盐调味即可。

专家点评

　　本汤具有补肝养肾、降低血压的功效，要选用新鲜草鱼，烹饪前放在冰箱里冻上几分钟，可以使汤味更加鲜美。

荠菜四鲜宝

材料

荠菜、鸡蛋、虾仁、鸡丁、草菇各适量，盐、鸡精、淀粉、黄酒各适量

做法

❶ 鸡蛋蒸成水蛋；荠菜、草菇洗净，切丁。

❷ 虾仁、鸡丁用盐、鸡精、黄酒、淀粉上浆后，放入四成热油中滑油备用。

❸ 锅中加入清水、虾仁、鸡丁、草菇丁、荠菜烧沸后，用剩余调料调味，勾芡浇在水蛋上即可。

专家点评

　　荠菜不宜久烧久煮，时间过长会破坏其营养成分，还会使颜色变黄；不宜加蒜、姜、料酒来调味，以免破坏荠菜本身的清香味。本汤营养丰富，可清热降压、益智补脑，对高血压等老年性疾病有很好的食疗作用。

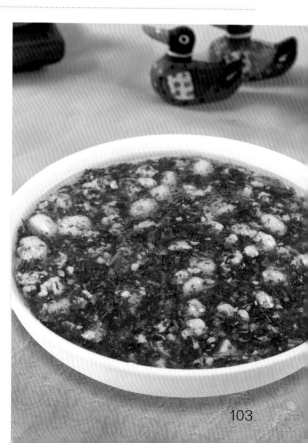

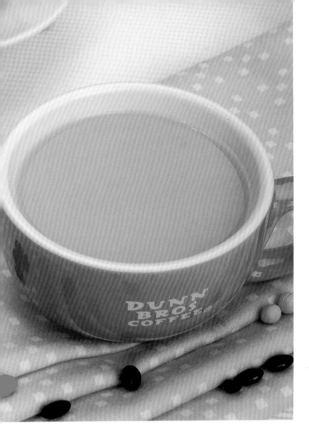

荷叶小米黑豆豆浆

材料

黄豆、黑豆、小米各 30 克，干荷叶 1 片，白糖适量

做法

❶ 黄豆、黑豆用清水浸泡3小时；小米洗净；干荷叶洗净，撕碎。

❷ 将上述材料放入豆浆机中，添水搅打成豆浆并煮沸。

❸ 滤出豆浆，加入适量白糖即可。

专家点评

荷叶有解油腻、降血压、利尿降脂的作用，适合肥胖者、高脂血症、高血压以及嗜食肥甘厚味的人群食用。小米所含色氨酸会使人分泌产生睡意的促睡血清素，是很好的安眠食品。

荠菜粥

材料

鲜荠菜 90 克，粳米 100 克，盐适量

做法

❶ 将鲜荠菜择洗净，切成2厘米长的节。

❷ 将粳米淘洗干净，放入锅内，煮至将熟。

❸ 把切好的荠菜放入锅内，用小火煮至熟，以盐调味即可。

专家点评

本粥有健脾养胃、润肠通便的功效。荠菜含有大量的粗纤维，食用后可增强大肠蠕动，促进排泄，从而促进新陈代谢，有助于防治高血压、冠心病、肥胖症、糖尿病、肠癌及痔疮等疾病。粳米可补气健脾，增强胃肠功能。因此，此粥适合胃肠功能不佳，食后腹胀、便秘的高血压患者食用。

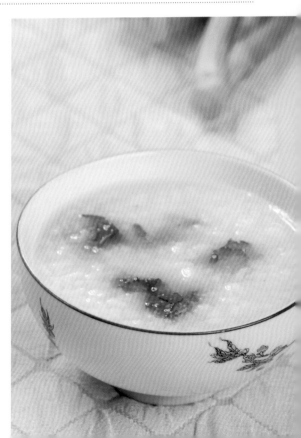

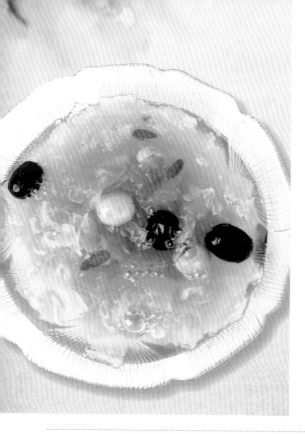

银耳杜仲汤

材料

银耳2朵,杜仲20克,灵芝10克,枸杞子8颗,红枣5颗,白糖适量

做法

❶ 杜仲和灵芝洗净,然后放入锅中用清水煎煮三次,将三次所滤出的药汁合在一起。

❷ 银耳用冷水泡发,去蒂,冲洗干净,沥干水分,切成小朵备用。

❸ 锅置于火上,将杜仲灵芝的药汁倒入其中,煮沸后倒入银耳和红枣、枸杞子。

❹ 小火炖至银耳呈胶状,然后调入适量白糖,搅拌均匀即可。

专家点评

　　本汤具有滋肝补肾、降低血压的功效,银耳泡发后,一定要把呈淡黄色的部分去掉,以免影响口感。此汤适合现煮现食用,不宜久放。

丹参山楂瓜蒌粥

材料

丹参、干山楂、瓜蒌皮各10克,大米100克,红糖、葱花各适量

做法

❶ 大米洗净,放入水中浸泡;干山楂用温水泡后洗净。

❷ 丹参、瓜蒌皮洗净,用纱布袋装好并扎紧封口,放入锅中加清水熬成汁。

❸ 锅置火上,放入大米及适量水煮至七成熟,再放入山楂并倒入丹参瓜蒌汁煮至粥将成,加入红糖调味,撒上葱花即可。

专家点评

　　本粥具有活血化淤、疏肝行气、健脾消食的功效,可用于痰淤阻络型高脂血症、胸胁刺痛、肝郁血淤型月经不调,以及肝气犯脾型食欲不振、食积腹胀等症的辅助治疗。

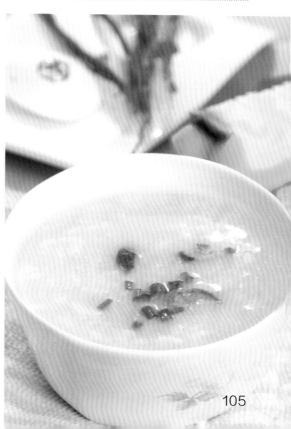

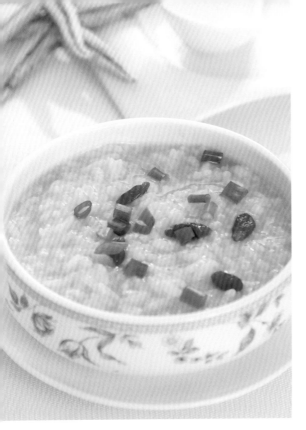

何首乌枸杞粥

材料

何首乌12克，枸杞子15克，大米100克，盐、葱各适量

做法

❶ 何首乌洗净，入锅，倒入一碗水熬至半碗，去渣待用；枸杞子洗净；葱洗净，切成葱花；大米洗净，泡软。

❷ 锅置火上，注水后，放入大米，用大火煮至米粒绽开。

❸ 倒入何首乌汁，放入枸杞子，改用小火熬至粥成，放入盐，撒上葱花即可。

专家点评

本粥可以滋阴养血、补养肝肾，适合有肝肾阴虚型高血压、腰膝酸软、头晕耳鸣等症的患者食用。此外，本粥还能预防头发早白、脱发等症状。

黄精陈皮粥

材料

黄精、干桑葚各10克，陈皮3克，大米100克，白糖、葱各适量

做法

❶ 黄精、干桑葚洗净；陈皮洗净，浸泡发透后，切成细丝；大米洗净，泡软。

❷ 锅置火上，注入适量清水后，放入大米，用大火煮至米粒完全绽开。

❸ 放入黄精、桑葚、陈皮，用小火熬至粥成，闻见香味时，放入白糖调味，撒上葱花即可。

专家点评

本粥具有强壮筋骨、补心润肺、滋阴补肝肾的功效，可用于肝肾阴虚型高血压所致的腰膝酸软、头晕耳鸣、手足心热、口干咽干等症。

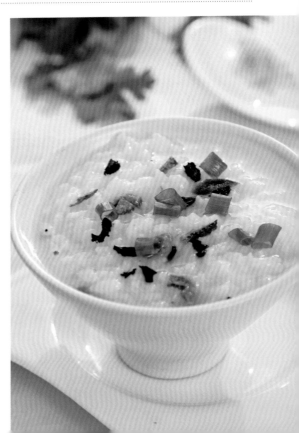

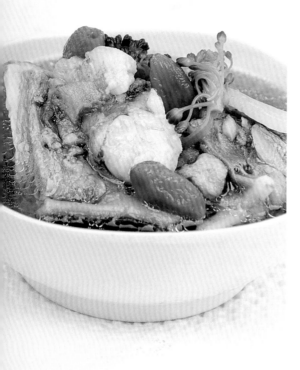

滋阴甲鱼汤

材料

甲鱼 250 克，枸杞子、生地、黄精各 10 克，清汤适量，盐、葱段各适量

做法

❶ 甲鱼收拾干净，斩块，放入沸水中焯烫，去血污，捞起，沥干水分备用；枸杞子、生地、黄精分别用温水冲洗干净，备用。

❷ 锅洗净，置于火上，倒入准备好的清汤，调入盐，再将生地、黄精、葱段倒入锅中，烧开。

❸ 最后放入甲鱼、枸杞子，继续煮，直至甲鱼熟，加盐调味即可。

专家点评

　　本汤具有滋阴潜阳、养肝补肾、清热凉血、养血补虚等功效，可用于阴虚阳亢型或肝肾阴虚型高血压患者食用。

桂圆榛子粥

材料

榛子、桂圆肉、玉竹各 20 克，大米 90 克，白糖适量

做法

❶ 榛子去壳去皮，洗净，切碎；桂圆肉、玉竹洗净；大米泡发洗净。

❷ 锅置火上，注入清水，放入大米，用大火煮至米粒开花。

❸ 放入榛子、桂圆肉、玉竹，用中火煮至熟，放入白糖调味即可。

专家点评

　　玉竹具有扩张动脉血管的作用，可预防冠心病和动脉硬化。榛子含有抗癌化学成分紫杉酚，这种成分可以治疗卵巢癌和乳腺癌以及其他一些癌症。本粥具有壮阳益气、养血安神、润肤美容等多种功效，适合高脂血症患者食用。

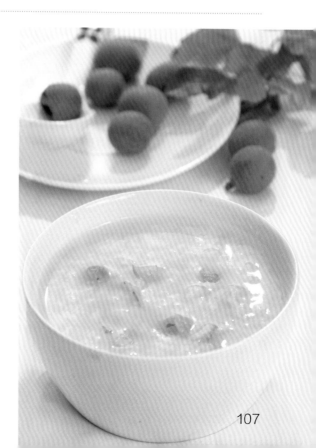

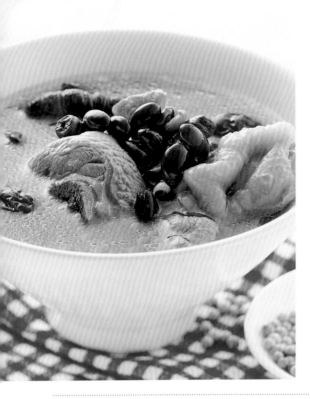

黑豆鸡汤

材料

巴戟天 15 克，黑豆 100 克，鸡腿 1 只，盐、胡椒粒、红枣各适量

做法

❶ 鸡腿用清水洗净，剁块，放入沸水中焯烫后捞起冲净。

❷ 黑豆用清水淘净；净锅置于火上，将黑豆和鸡腿、巴戟天、红枣、胡椒粒一起放入锅里，加水至盖过材料。

❸ 先以大火煮开，转小火续炖40分钟，加盐调味即成。

专家点评

　　本汤中的黑豆含有大量降低胆固醇的元素，能有效地降低血压，而巴戟天具有补肾阳、强筋骨、祛风湿的功效，适合高血压伴肾虚阳痿、遗精、小腹冷痛、神疲乏力的患者食用。

豆浆南瓜球

材料

南瓜 50 克，黑豆 200 克，糖适量

做法

❶ 黑豆洗净，然后再放入水中泡8小时，待软后捞出，然后将黑豆放入豆浆机中搅打；煮沸，滤取汤汁，即成黑豆豆浆。

❷ 将南瓜削皮，用清水洗净，然后用挖球器把南瓜挖成圆球，放入沸水中煮熟，捞起沥干，备用。

❸ 南瓜球、黑豆浆装杯，加糖调味即可。

专家点评

　　本汤中南瓜含有多糖类、类胡萝卜素、矿物质、氨基酸和活性蛋白等多种对人体有益的成分，具有清热利尿、润肠通便、降血压、降血糖、美容养颜等功效。

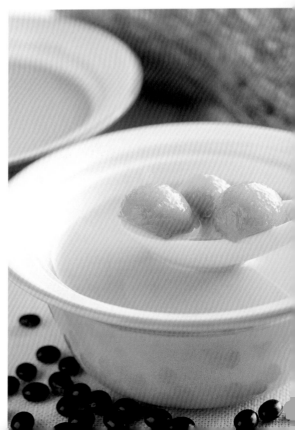

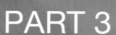

PART 3

降压果蔬汁

　　从现代医学角度来说，食物能用于疾病的预防甚至辅助治疗，其中含有的营养成分能发挥其特有的功效。蔬菜、水果对人类生活的重要性并不亚于肉类，果蔬类富含维生素等人体必需的营养物质，对于忌高油、高盐的高血压患者来说，果蔬汁具有降血压、降血脂的作用。

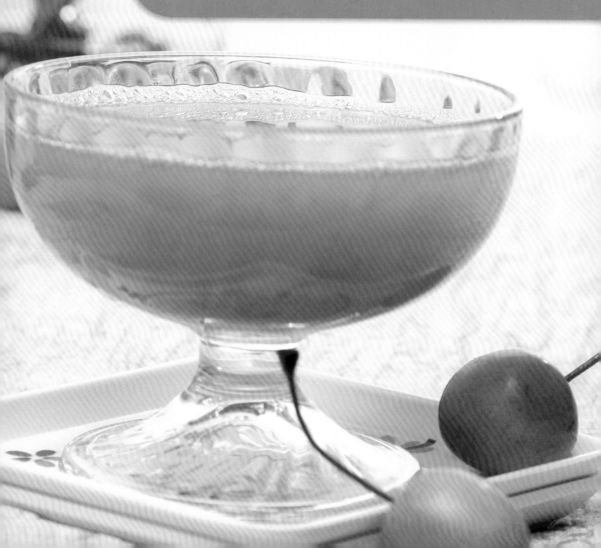

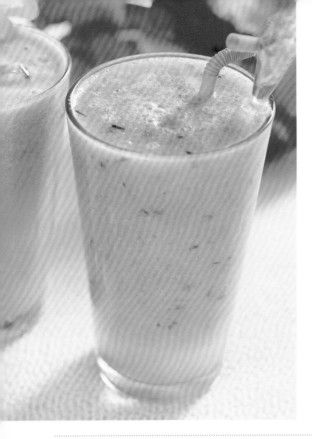

葡萄芦笋苹果饮

材料
葡萄 150 克，芦笋 90 克，苹果 1 个

做法
① 葡萄洗净，剥皮去籽；苹果洗净，去皮和果核，切块。
② 芦笋洗净，切段。
③ 将苹果、葡萄、芦笋、水倒入榨汁机，榨汁滤去残渣即可。

专家点评
　　葡萄可滋阴血、补肝肾、降血压、健脑安神，对高血压、贫血以及肝火旺盛引起头晕、失眠的患者有很好的食疗作用；芦笋可降压、利尿，对高血压、高脂血症和肥胖症等疾病患者都有益处；苹果可健脾益气、改善胃肠道功能。因此，高血压患者常饮本品既可降血压，还能补气血、通便。

葡萄苹果汁

材料
红葡萄 150 克，苹果 1 个，碎冰适量

做法
① 红葡萄择洗干净，取适量切薄片；苹果洗净去皮，切几片装饰用。
② 把剩余苹果切块，与剩余葡萄一起放入榨汁机中榨汁。
③ 碎冰倒在成品上，放上苹果片和葡萄片装饰即可。

专家点评
　　本品中葡萄与苹果均能降低人体血液胆固醇水平，并且富含能保护心血管的维生素 C，有助于预防高血压、动脉硬化等。

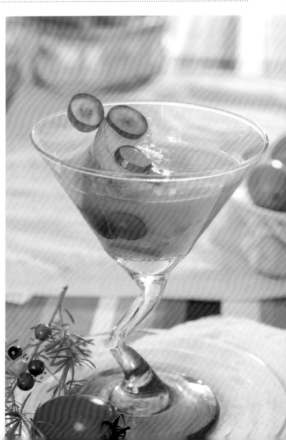

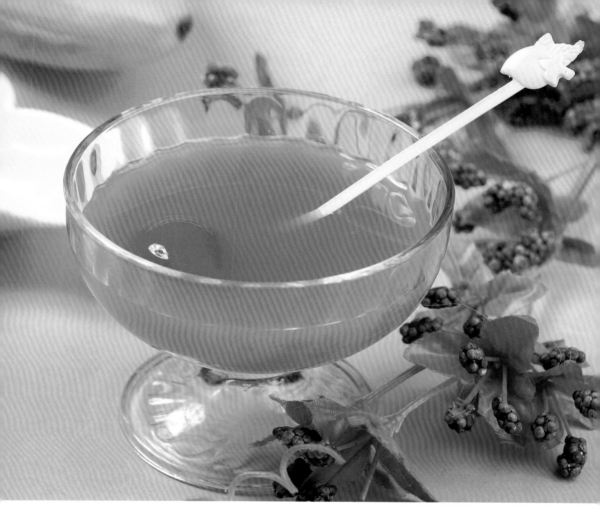

圣女果芒果汁

材料

圣女果 200 克，芒果 1 个，冰糖或蜂蜜适量

做法

1. 芒果用清水浸泡15分钟，彻底清洗干净。
2. 芒果用刀划开，去除果皮，再剜去核，切成小丁备用。
3. 圣女果直接焯烫，剥去外皮，然后切成两半备用。
4. 将芒果丁和圣女果放进榨汁机中，倒入适量冷开水。
5. 开始榨汁，完成后，可根据浓稠度再添加适量冷开水，最后加入冰糖或蜂蜜即可。

专家点评

圣女果中含有谷胱甘肽和番茄红素等特殊物质，可促进人体的生长发育，尤其适宜婴幼儿、孕产妇、老人等人群以及高血压、肾脏病、心脏病、肝炎、眼底疾病等患者食用。不要挑发绿的芒果，那是没有完全成熟的；芒果未熟时，果蒂部位会有白色汁液渗出。对于果皮有少许皱褶的芒果，不要觉得不新鲜而不挑选，恰恰相反，这样的芒果会更甜。本品具有生津止渴、降低血压、解毒明目等功效，适合高血压患者饮用。

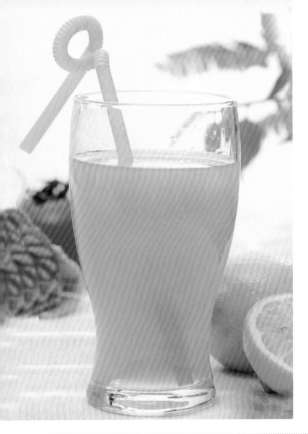

猕猴桃柠檬汁

材料

猕猴桃 3 个，柠檬半个，冰块适量

做法

❶ 猕猴桃用水洗净，去皮，每个切成四块；柠檬挤汁备用。

❷ 在果汁机中放入柠檬汁、猕猴桃块以及冰块，搅打均匀。

❸ 把猕猴桃汁倒入杯中，装饰柠檬片即可。

专家点评

　　猕猴桃富含钾盐，能促进体内钠盐的排出，从而有效降低血压，其与柠檬均富含维生素 C，能有效扩张血管，预防动脉硬化。此外，本品还具有解热利尿、调中下气、生津止渴、滋补强身之功效，对高血压患者大有益处，常饮还能增强患者的免疫力。

金橘番石榴鲜果汁

材料

金橘 8 颗，番石榴、苹果各 50 克，蜂蜜少许

做法

❶ 将番石榴用清水洗净，切块备用；苹果用清水洗净去核，切块备用；金橘用清水洗净，切开备用；然后将三者一起放入榨汁机中。

❷ 将冷开水、蜂蜜加入榨汁机中，与切好的番石榴、苹果、金橘一起搅拌成果泥状。

❸ 最后滤出果汁即可。

专家点评

　　番石榴营养丰富，维生素 C 含量较高，对高血压、高脂血症、糖尿病都有良好的食疗作用；金橘和苹果对高血压患者都有较好的食疗效果。因此，本品有保护血管、改善血管功能的作用，适合高血压、动脉硬化、冠心病等心血管疾病患者饮用。

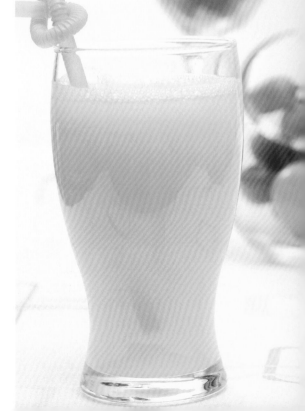

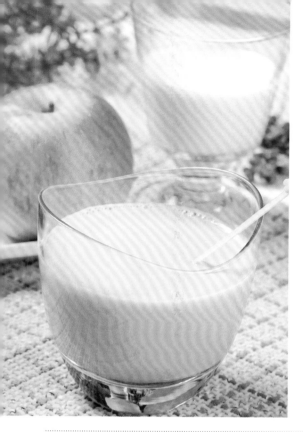

山药苹果酸奶

材料

新鲜山药 200 克，苹果 200 克，酸奶 150 毫升，冰糖少许

做法

❶ 将山药削皮，用适量清水洗干净，切成块状备用。

❷ 苹果洗净，去核去皮，切成块。

❸ 将准备好的材料放入搅拌机内，倒入酸奶、冰糖搅打即可。

专家点评

　　酸奶可抑制体内合成胆固醇还原酶，从而降低人体内胆固醇水平，可以防治动脉硬化、冠心病等疾病。山药和苹果均可补气健脾胃、涩肠止泻，并且能降低血压和血糖，对脾虚经常腹泻的高血压患者有较好的食疗作用。

胡萝卜汁

材料

胡萝卜 1 根，冰糖适量

做法

❶ 胡萝卜削皮切成小块备用。

❷ 胡萝卜块倒入榨汁机中，开机榨汁。

❸ 榨汁后加入适量冰糖即可饮用。

专家点评

　　胡萝卜中的大部分营养物质是无氮浸出物，并含有甘蔗糖和果糖，故具甜味，蛋白质含量也较其他块根类蔬菜为多。每天吃适量胡萝卜，可使血液中的胆固醇降低，并对预防心脏疾病和肿瘤有奇效。胡萝卜的营养价值很高，颜色愈深，胡萝卜素或铁盐含量愈高。本品富含维生素，还具有降压、利尿的功效，也可根据个人喜好，不加冰糖，更为健康。

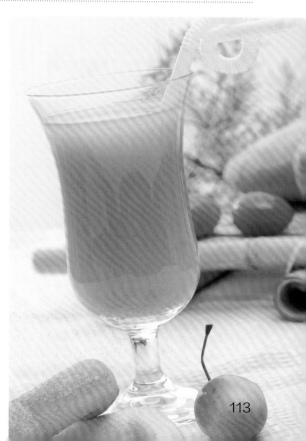

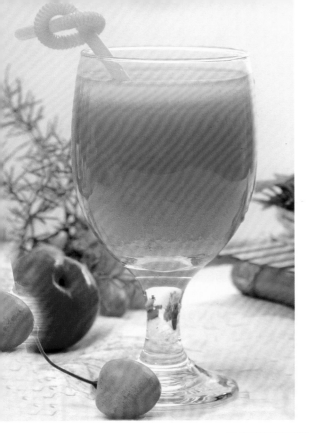

芹菜苹果汁

材料

芹菜 80 克，苹果 50 克，胡萝卜 60 克，蜂蜜少许

做法

❶ 将芹菜洗净，切成段。

❷ 将苹果洗净，去皮去核，切成块；胡萝卜洗净，切成块。

❸ 将以上材料倒入榨汁机内，搅打成汁，滤出加入蜂蜜即可。

专家点评

　　芹菜中含有酸性的降压成分，有明显的降压作用，同时它还含有利尿的有效成分，可消除体内的水钠潴留；胡萝卜可有效改善微血管循环，降低血脂，增加冠状动脉流量，具有降压、强心、降血糖等作用；苹果也富含钾，可降低血压，预防便秘。

桃子杏仁汁

材料

桃子半个，杏仁粉末半小勺，豆奶 200 毫升，蜂蜜适量

做法

❶ 将桃子洗净后，去皮去核，切适当大小。

❷ 将切好的桃子、杏仁粉、豆奶放入榨汁机内一起搅打成汁，滤去果肉。

❸ 加入蜂蜜调味即可。

专家点评

　　本品有辅助降血压、降低体内胆固醇的作用，对于高血压、动脉硬化等心血管疾病有一定的预防作用，同时还能润肠通便、止咳润肺、益智补脑。

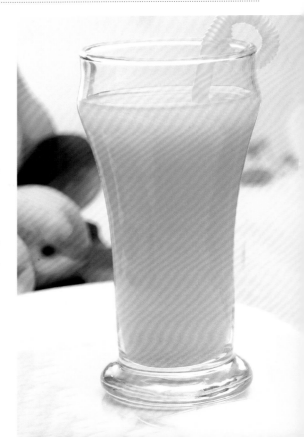

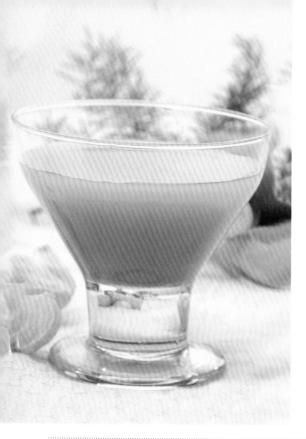

苹果橘子汁

材料

橘子1个，苹果1个，姜50克

做法

❶ 将橘子去皮、去子。

❷ 将苹果洗净，留皮去核，切成块；姜洗净，切片。

❸ 将所有的材料放入榨汁机内，搅打2分钟后过滤即可饮用。

专家点评

　　苹果最好早上吃，因为上午是脾胃活动最旺盛的时候，那时候吃水果有利于身体吸收；晚餐后的水果不利于消化，吃得过多，会使糖转化为脂肪在体内堆积；所以吃苹果尽量选择在下午前，饭前或饭后半小时。橘子富含维生素C，能软化血管，预防心脑血管疾病。

苹果汁

材料

苹果2个，冰糖适量

做法

❶ 将苹果用清水清洗干净，然后去掉果皮，取出果核，切成小丁备用。

❷ 将苹果丁倒入榨汁机，然后开机榨汁。

❸ 榨好汁后，将果汁倒进杯子，根据自己的口味调入适量冰糖即可。

专家点评

　　本品具有健胃、降血压的功效，可根据个人口味挑选苹果。若喜欢偏酸一点的味道，可选用青苹果；若喜欢甜一点的味道，可选用红富士苹果榨汁。

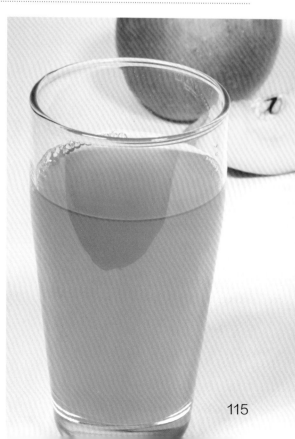

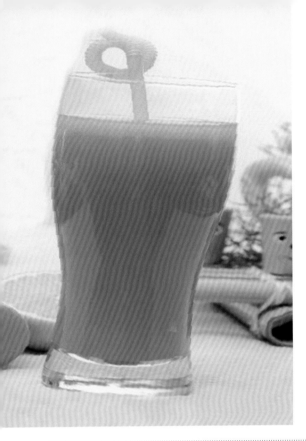

桃汁

材料

桃子 1 个，胡萝卜 30 克，牛奶 100 毫升，柠檬 1/4 个，蜂蜜适量

做法

❶ 胡萝卜洗净，去皮；桃子洗净去皮去核；将柠檬取汁。

❷ 将胡萝卜、桃子切适当大小的块，与柠檬汁、牛奶一起放入榨汁机内搅打成汁，滤出果肉。

❸ 加入蜂蜜调味即可。

专家点评

　　本品中桃子含有的钾盐可以帮助排出体内多余的钠盐，有辅助降低血压的作用；胡萝卜、牛奶有增强机体免疫力的作用，适合高血压患者食用。

李子牛奶饮

材料

李子 6 个，脱脂牛奶 250 毫升，蜂蜜适量

做法

❶ 将李子洗净，去核取肉。

❷ 将李子肉、牛奶放入榨汁机中搅打成汁。

❸ 再加入蜂蜜，搅拌均匀即可。

专家点评

　　李子含有丰富的钙和铁等矿物质，有助于抵抗高钠食物的有害影响，还有稳定血压的作用；脱脂牛奶中不含脂肪，但富含钙、镁等元素，对心脏活动具有重要的调节作用，能很好地保护心血管系统，并能减少血液中的胆固醇含量。所以本品非常适合高血压患者饮用。

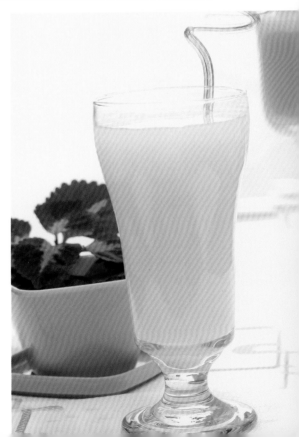

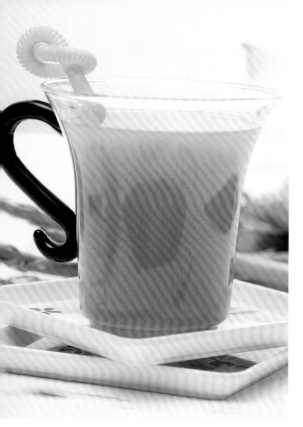

李子柠檬汁

材料

新鲜李子 2 个，柠檬 1/4 个

做法

❶ 李子用适量清水洗净，削皮，去核，留仁，备用。

❷ 柠檬洗净，切开，去皮，和李子一起放入榨汁机。

❸ 再将冷开水倒入榨汁机，盖上杯盖，充分搅匀，滤掉果肉，倒入杯中即可。

专家点评

　　李子多食生痰，损坏牙齿，多食李子能使人出现虚热、脑涨等不适之感。体质虚弱的患者应少食。本品维生素 C、钙、铁含量十分丰富，能很好地稳定血压以及保护心血管。

西瓜西红柿汁

材料

西瓜 150 克，西红柿 1 个，柠檬汁、蜂蜜各适量

做法

❶ 将西瓜洗净后，取出适量瓜肉，切成小块，放到榨汁机中榨汁，滤除瓜子。

❷ 西红柿洗净后，沥水，切成小块备用。

❸ 在榨汁机中倒入西红柿块，加入榨好的西瓜汁，再次榨汁即可。

❹ 饮用时可根据自己的口味调入适量柠檬汁、蜂蜜。

专家点评

　　本品具有美容养颜、降低血压的功效，还可以倒入适量牛奶调味，不但能增添本饮品的香醇味道，还可增加营养。

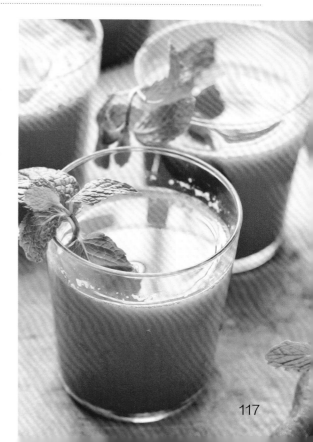

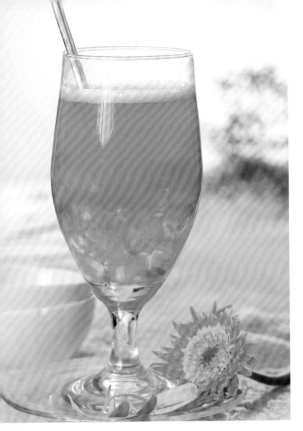

白菜柠檬汁

材料
白菜 50 克，柠檬汁 30 毫升，橙汁 300 毫升，柠檬皮、冰块各适量

做法
❶ 将白菜叶、柠檬皮分别用适量清水洗净，备用。
❷ 将洗净的白菜叶、柠檬皮和柠檬汁以及橙汁一起放入榨汁机内，搅打成汁。
❸ 最后过滤，加入冰块拌匀即可饮用。

专家点评
　　本品具有清热泻火、降压、杀菌、润肠、养颜等功效，非常适合高血压、高脂血症患者以及便秘、内火旺盛、皮肤粗糙、长雀斑者饮用。

香蕉燕麦牛奶

材料
香蕉 1 根，燕麦 80 克，牛奶 200 毫升

做法
❶ 将香蕉去皮，切成小段。
❷ 燕麦洗净。
❸ 将香蕉、燕麦、牛奶、冷开水放入榨汁机内，搅打成汁即可。

专家点评
　　本品中香蕉有抑制血压升高的作用；燕麦有降低心血管和肝脏中的胆固醇、甘油三酯的作用；牛奶可滋阴润燥，补益中气。常饮本品有助于预防高血压、高脂血症、高胆固醇血症。

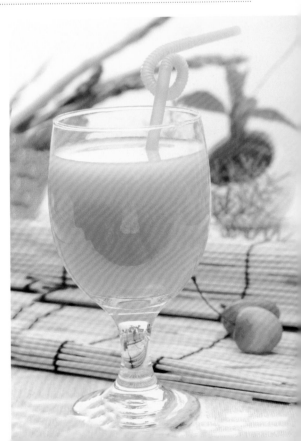

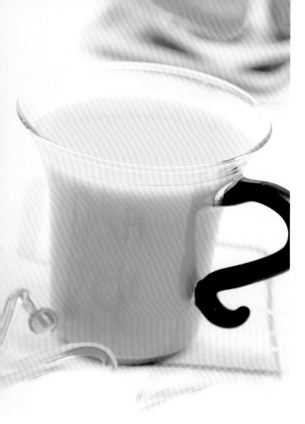

香蕉西红柿汁

材料

乳酸菌饮料 100 毫升，西红柿 1 个，香蕉 1 根，冷开水适量

做法

❶ 将西红柿洗净后切块。

❷ 香蕉去皮。

❸ 将西红柿、香蕉、乳酸菌饮料、冷开水一起放入榨汁机中榨成汁即可。

专家点评

　　香蕉中富含大量的膳食纤维和维生素 C，可促进胃肠蠕动，预防便秘，还富含钾，有利水减肥、降低血压的作用；西红柿中的番茄红素是一种脂溶性色素，具有类似胡萝卜素的强力抗氧化作用，可降低血液胆固醇浓度，有效降低血压。

菠萝汁

材料

菠萝半个，红糖少许

做法

❶ 将菠萝去皮后切丁，用盐水浸泡。

❷ 将浸泡过的菠萝丁放入榨汁机，然后开机榨汁。

❸ 在菠萝汁中加入凉开水和红糖拌匀即可。

专家点评

　　本品具有降压利尿的功效。菠萝性平，味甘、微酸、微涩、性微寒，具有清暑解渴、消食止泻、补脾胃、固元气、益气血、消食、祛湿、养颜瘦身等功效，但应注意不能多食。

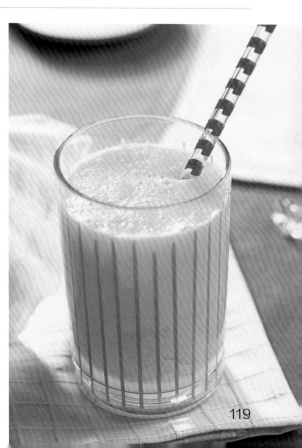

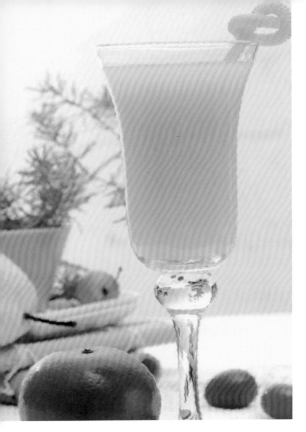

梨汁

材料
梨1个，橙子半个，冰水100毫升

做法
❶ 将橙子用清水冲洗干净，然后把外皮去掉，备用。
❷ 梨去掉外皮，把籽去掉，用清水冲洗干净，备用。
❸ 将梨和橙子以适当大小切块，与冰水一起放入榨汁机内搅打成汁，滤出果肉即可。

专家点评
　　本品有保护心脏、降低血压的作用，特别适用于肝阳上亢或肝火上炎型高血压患者，常饮有利于血压恢复正常，还可改善头晕目眩、头痛、烦躁、便秘等症状。

芹菜柿子饮

材料
芹菜100克，柿子半个，柠檬1/4个，酸奶、冰块各适量

做法
❶ 将芹菜去叶洗净；柿子洗净去皮，切成适当大小的块；柠檬去皮，备用。
❷ 将芹菜块、柿子块、柠檬放入榨汁机一起搅打成汁。
❸ 最后过滤，加入酸奶、冰块即可。

专家点评
　　本品有降低血压、软化血管、增加冠状动脉血流量、活血消炎、改善心血管功能的作用，可以有效地预防冠心病、心绞痛等。

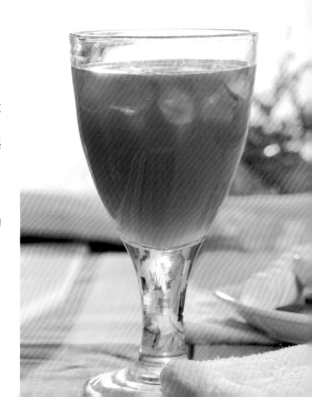

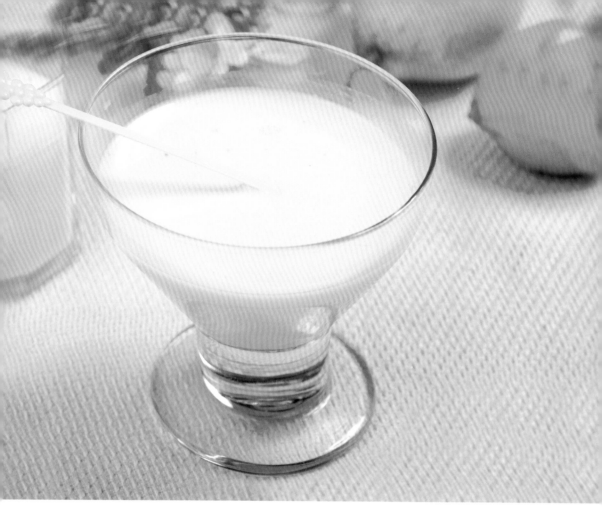

贡梨酸奶

材料

贡梨 1 个，柠檬半个，酸奶 200 毫升

做法

① 将贡梨用清水冲洗干净，去掉外皮，切开，然后把籽挖去，切成适当大小的块状，备用。

② 柠檬用清水洗净，去皮切片备用。

③ 将洗切好的贡梨和柠檬及酸奶放入搅拌机内，搅打成汁即可。

专家点评

　　本品具有增加血管弹性、降低血压的作用，其中贡梨所含维生素 B_1 能保护心脏、减轻疲劳，维生素 B_2 及叶酸能增强心肌活力、降低血压、保持身体健康；柠檬富含维生素 C 和维生素 P，能有效降低血压，增强血管的弹性和韧性；酸奶能抑制肠道腐败菌的生长，还含有可抑制体内合成胆固醇还原酶的活性物质，降低胆固醇和血压。所以高血压、高脂血症等心血管疾病患者可经常饮用本品，能很好地预防并发症的发生。

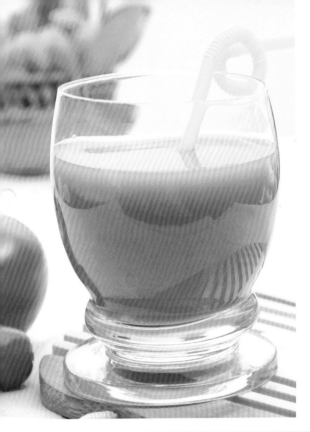

西红柿西瓜柠檬饮

材料

西瓜 150 克，西红柿 1 个，柠檬 1/4 个

做法

❶ 将西瓜、西红柿分别用适量清水冲洗干净，去掉外皮，均切成适当大小的块状，备用；柠檬去皮切片。

❷ 将西瓜、西红柿、柠檬、冷开水一起放入榨汁机中搅打成汁。

❸ 最后滤出果肉即可。

专家点评

本品具有清热泻火、利尿降压的功效，常食可有效降低血压，尤其适合内火旺盛、口干咽燥的高血压患者饮用。

西瓜葡萄柚汁

材料

西瓜 150 克，葡萄柚 1 个，白糖 3 克，芹菜适量

做法

❶ 将西瓜洗净，去掉外皮，挖去籽；葡萄柚去皮；芹菜去叶，洗净；均切成适当大小的块备用。

❷ 将切好的西瓜、芹菜、葡萄柚放入榨汁机内搅打成汁，滤出果肉。

❸ 加入白糖调味即可。

专家点评

本品含有钾盐以及多种降压成分，还含有能降低血液中胆固醇的天然果胶，对高血压和心血管疾病患者有一定的食疗效果。

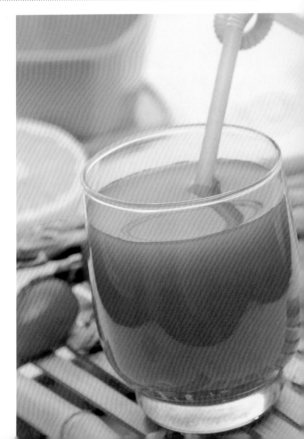

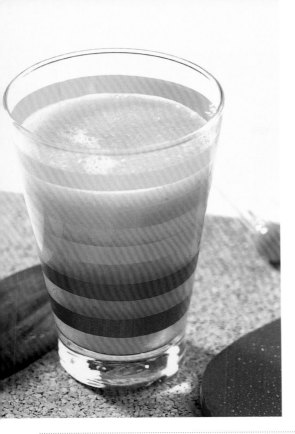

柳橙汁

材料

柳橙 2 个

做法

① 柳橙用清水洗净，去皮切成两半，备用。

② 把洗净切好的柳橙、冷开水倒入榨汁机中，用榨汁机挤压出柳橙汁。

③ 把柳橙汁倒入杯中即可。

专家点评

过多食用橙子等柑橘类水果会引起中毒，出现手、足乃至全身皮肤变黄，严重者还会出现恶心、呕吐、烦躁、精神不振等症状，也就是老百姓常说的"橘子病"，医学上称为"胡萝卜素血症"。一般不需治疗，只要停吃这类食物即可好转。本品含有丰富的钙、钾和维生素 C，这三种营养素对调节血压很有帮助。

草莓牛奶

材料

草莓 100 克，牛奶 2 杯，白糖适量

做法

① 草莓用清水冲洗干净，然后去蒂，沥干水分备用。

② 在榨汁机中倒入少量凉开水，然后将草莓和牛奶倒入，榨汁。

③ 待草莓完全被搅烂时，将其倒入容器中，然后根据个人口味调入适量白糖，搅拌均匀即可。

专家点评

本品具有调节肠胃、降压降脂的功效。此饮品适合现榨现喝，不宜放置过久，否则不仅会影响品味，还会降低其营养价值。

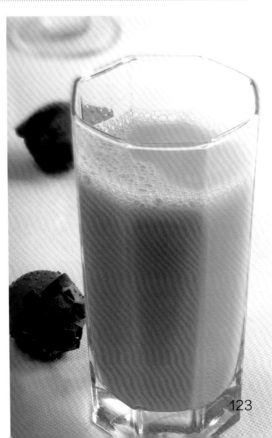

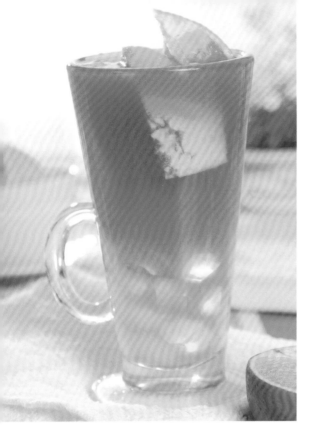

红薯叶苹果柳橙汁

材料

红薯叶50克，苹果、柳橙各半个，冰块适量

做法

❶ 将红薯叶洗净；苹果、柳橙洗净去皮去核，切成块。

❷ 用红薯叶包裹苹果、柳橙，一起放入榨汁机内，然后加入适量冷开水，搅打成汁，滤出果汁，倒入杯中。

❸ 最后加入冰块即可。

专家点评

　　橙子富含维生素C和维生素P，能增强机体抵抗力，增加毛细血管的弹性，降低血液中的胆固醇。高脂血症、高血压、动脉硬化患者常食橙子有益身体健康。橙子所含纤维素和果胶物质，可促进肠道蠕动，有利于清肠通便。

茼蒿包菜菠萝汁

材料

茼蒿、包菜、菠萝各100克，柠檬汁少许

做法

❶ 将茼蒿和包菜分别用适量清水冲洗干净，茼蒿折段，包菜撕片备用。

❷ 菠萝去皮，并用适量清水冲洗干净，切成大小适当的块。

❸ 将以上材料放入榨汁机中，搅拌均匀，过滤后加入柠檬汁调匀即可。

专家点评

　　本品可有效降低血压、软化血管，还能利尿、助消化，适合高血压、动脉硬化、小便不利以及消化不良患者饮用。

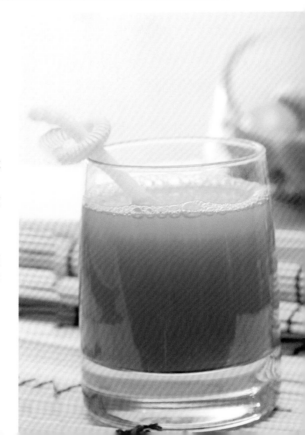

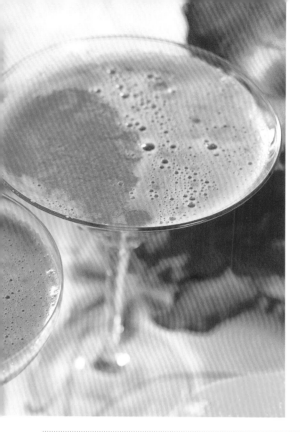

芹菜生菜柠檬汁

材料

芹菜 80 克，生菜 40 克，柠檬 1 个

做法

❶ 将芹菜洗净，切段；柠檬洗净，去皮切小块；生菜洗净，撕成小片。

❷ 将芹菜和生菜用开水焯烫一下。

❸ 将准备好的材料放入榨汁机内榨出汁，过滤出残渣即可。

专家点评

　　柠檬富含维生素 C 和维生素 P，能增强血管弹性和韧性，可预防和辅助治疗高血压和心肌梗死；生菜和芹菜都具有降低血压、软化血管、预防便秘的作用，因此，本品非常适合高血压患者饮用。

西红柿甜橙汁

材料

西红柿 1 个，橙子 1 个，柠檬汁、蜂蜜各适量

做法

❶ 将西红柿用清水冲洗干净之后，沥干水分并切成小块备用。

❷ 把橙子冲洗干净后，去掉果皮，并切成均匀的小块备用。

❸ 取出榨汁机，倒入西红柿块和橙子块榨汁。

❹ 饮用时，可以根据个人口味加入适量柠檬汁和蜂蜜进行调味。

专家点评

　　本品兼具降压和美肤的功效，可以在本品中加入适量冰块，味道会更加清新宜人。此外，本品富含维生素和各种矿物质，高血压患者可经常饮用。

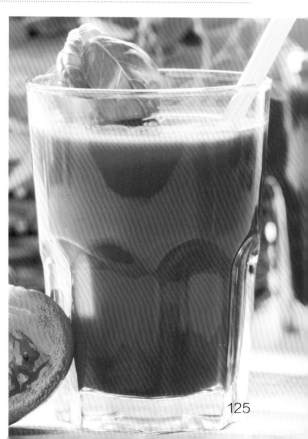

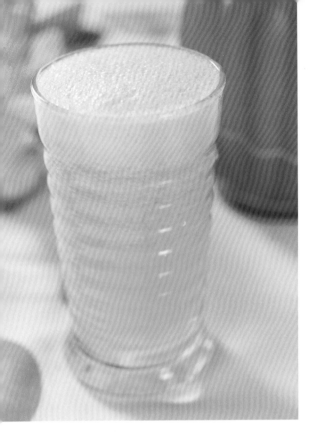

莴笋菠萝汁

材料

莴笋 200 克，菠萝 45 克，蜂蜜适量

做法

❶ 莴笋用适量清水冲洗干净，去掉外皮，切成细丝备用。

❷ 菠萝用适量清水冲洗干净，去掉外皮，切成小块。

❸ 将莴笋、菠萝、蜂蜜倒入果汁机内，加适量冷水搅打成汁即可。

专家点评

菠萝和莴笋都富含钾和维生素 C，可有效降低胆固醇和血脂，保护血管，对高血压患者有较好的食疗作用。

草莓柠檬乳酪汁

材料

草莓 4 颗，柠檬半个，乳酪 200 克

做法

❶ 将草莓洗净，去蒂，放入榨汁机。

❷ 柠檬洗净，去皮切片。

❸ 将乳酪、柠檬片放入榨汁机，与草莓、凉开水一起搅打均匀即可。

专家点评

草莓中含有的果胶及纤维素，可促进胃肠蠕动，改善便秘。本品中维生素 C 含量十分丰富，除了可以预防坏血病外，对动脉硬化、冠心病、心绞痛、脑出血、高血压、高脂血症等疾病也有积极的预防作用。

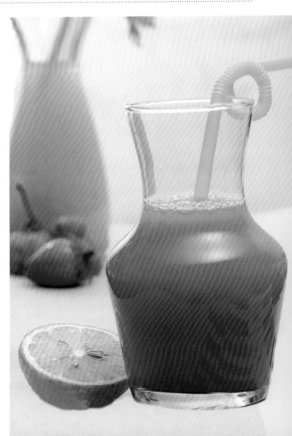

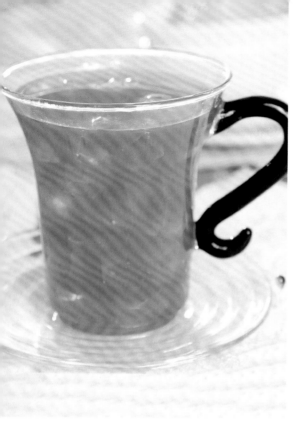

柿子胡萝卜汁

材料

甜柿、柠檬各1个，胡萝卜60克，冰块适量

做法

❶ 将甜柿、胡萝卜洗净，去皮，切成小块；柠檬洗净，去皮切片。

❷ 将切好的甜柿、胡萝卜、柠檬一起放入榨汁机榨成汁。

❸ 将冰块加入果蔬汁中，搅匀即可。

专家点评

　　柿子不宜空腹吃，因柿子含有较多的鞣酸及果胶，在空腹情况下它们会在胃酸的作用下形成大小不等的硬块，如果这些硬块不能通过幽门到达小肠，就会滞留在胃中形成胃柿石，容易造成消化道梗阻，出现呕吐甚至呕血等症状。本品具有改善心血管、保护血管的作用。

橘子胡萝卜汁

材料

橘子2个，胡萝卜半根，蜂蜜适量

做法

❶ 将橘子去掉外皮剥开，分成一瓣一瓣，去籽备用。

❷ 胡萝卜用清水冲洗干净，沥干水分，去皮并切成小丁备用。

❸ 取出榨汁机，倒入橘子和胡萝卜丁，加入适量冷开水，榨汁。

❹ 饮用时，根据个人口味加适量蜂蜜即可。

专家点评

　　本品具有利尿降血压的功效，橘子上面的白色筋络为橘络，有通经、消痰、祛火的功效，食用时不用去掉。

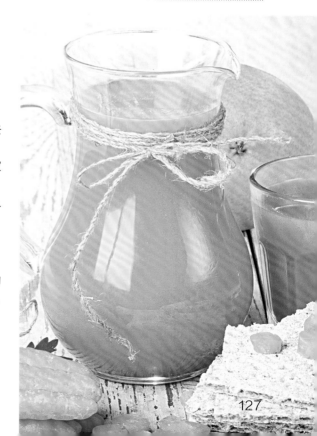

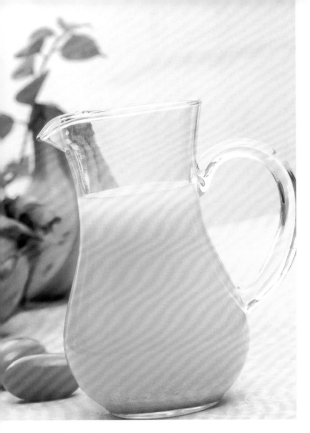

香蕉火龙果汁

材料
火龙果半个，香蕉1根，优酪乳200毫升

做法
1 将火龙果去皮，用适量清水冲洗干净，切块备用（火龙果块最好切小一些）。
2 将香蕉去皮，切块。
3 将准备好的材料放入榨汁机内，加入优酪乳，搅打成汁即可。

专家点评
火龙果中花青素含量较高，具有抗氧化、抗自由基、抗衰老的作用；火龙果更是一种低能量、高纤维的水果，水溶性膳食纤维含量非常丰富，因此还具有减肥、降低胆固醇、润肠、预防大肠癌等功效。本品可润肠通便，并能有效降低血压和血脂，非常适合高血压和高脂血症患者饮用。

金橘苹果汁

材料
金橘250克，苹果1个，白萝卜80克，蜂蜜少许

做法
1 金橘用清水洗干净备用；苹果用清水洗干净，去皮，切成大小适当的块备用；白萝卜用清水洗净，去皮，切成小块备用。
2 将准备好的金橘、苹果块、白萝卜块、凉开水一起倒入榨汁机内榨成汁，将榨好的果汁过滤后倒入杯中。
3 最后加入蜂蜜，搅拌均匀即可。

专家点评
金橘含有丰富的维生素C、维生素P、金橘苷等成分，是维护血管健康的重要营养素，能强化微血管弹性，减少毛细血管脆性，维护心血管功能。

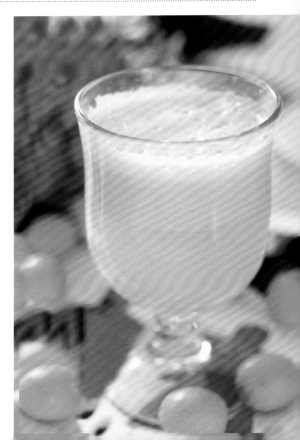

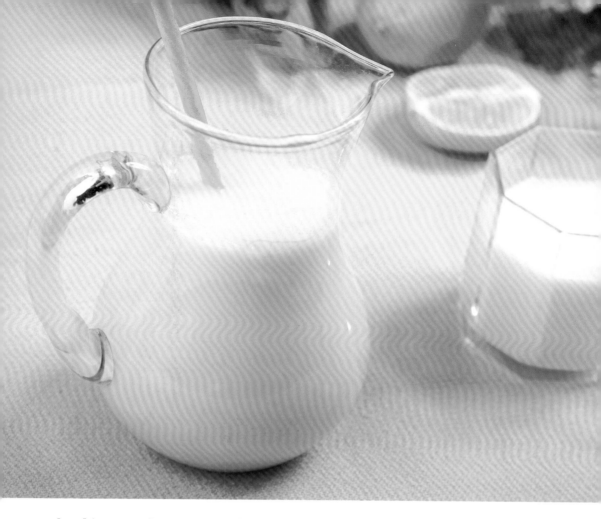

火龙果降压果汁

材料

火龙果 200 克，柠檬半个，酸奶 200 毫升，蜂蜜适量

做法

1. 火龙果洗净后，对半切开，扒去果皮，将果肉切成小丁备用。
2. 整颗柠檬先浸泡10分钟，去除皮上的残留，再将半个柠檬带皮切成小丁备用。
3. 将火龙果丁和柠檬丁一起放入榨汁机中，开始榨汁。
4. 榨汁完成后，将酸奶倒入，搅拌均匀，也可根据个人口味加入适量蜂蜜。

专家点评

　　火龙果中富含一般蔬果中较少有的植物性白蛋白，这种有活性的白蛋白会自动与人体内的重金属离子结合，通过排泄系统排出体外，从而起到解毒的作用。此外，白蛋白对胃壁还有保护作用。心脑血管疾病患者吃火龙果时，尽量不要丢弃内层的粉红色果皮，因为这层果皮含一种强力的抗氧化剂——花青素，它能够保护人体免受自由基伤害，增强血管弹性，保护动脉血管内壁。本品具有降压降脂、润肠通便、滋阴润燥、美容养颜的功效，适合高血压、高脂血症、皮肤暗沉粗糙等症状患者饮用。

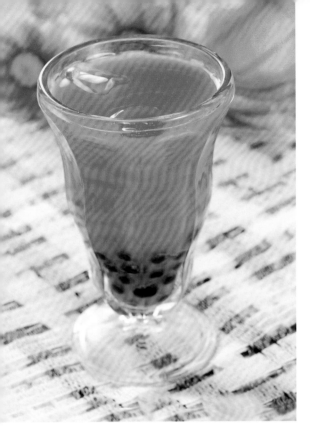

草莓珍珠奶

材料

珍珠 2 大匙，草莓粉 50 克，鲜奶 30 毫升，冰水 50 毫升

做法

❶ 杯子洗净，在杯中放入2大匙珍珠垫底。

❷ 将草莓粉倒入杯中，再倒入50毫升冰水。

❸ 放入鲜奶、冰水后拌匀即可。

专家点评

　　草莓有较高的药用和医疗价值。从草莓植株中提取出的"草莓胺"，对治疗白血病、再生障碍性贫血等血液病有较好的疗效。草莓味甘酸、性凉、无毒，能润燥、生津、利痰、健脾、解酒、补血、化脂，对肠胃病和心血管病有一定防治作用。本品对高血压、动脉硬化、冠心病有较好的食疗作用。

胡萝卜瓜子饮

材料

胡萝卜 1 小段，瓜子仁 25 克，白糖少许

做法

❶ 瓜子仁入锅中炒香，捣碎。

❷ 胡萝卜洗净，切成小粒状。

❸ 胡萝卜粒与捣碎的瓜子仁加水倒入搅拌机中搅打成汁，加入白糖即可。

专家点评

　　胡萝卜中富含的槲皮素、山柰酚能有效改善微血管循环，降低血脂，增加冠状动脉血流量，具有降压、强心的作用。瓜子仁可降低人体的血液胆固醇水平，也有益于心血管健康。因此，高血压及冠心病患者经常饮用本品可改善全身症状。

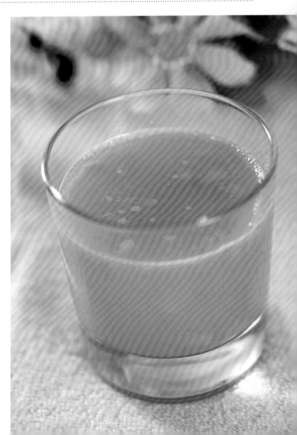

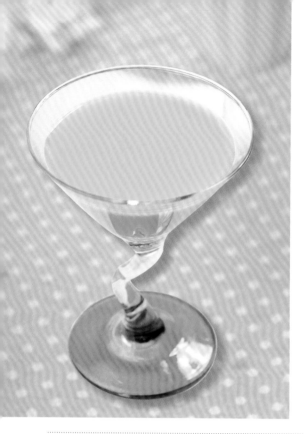

西红柿胡柚酸奶

材料

西红柿 200 克，酸奶 240 毫升，胡柚 1 个，柠檬半个，冰糖适量

做法

❶ 西红柿洗净，去皮，切成大小合适的块。

❷ 将胡柚去皮，剥掉内膜，切成块，备用；将柠檬洗净，去皮切片。

❸ 将西红柿、胡柚、柠檬、酸奶倒入搅拌机内，搅打2分钟后调入冰糖即可。

专家点评

　　西红柿中的番茄红素是一种脂溶性色素，具有类似于胡萝卜素的强力抗氧化作用，可清除自由基，防止低密度脂蛋白受到氧化；还能降低血浆胆固醇浓度，从而有效降低血压。

橘子汁

材料

橘子 2 个，蜂蜜适量

做法

❶ 橘子将皮剥掉，然后将橘子分成一瓣一瓣的，放入碗中。

❷ 在榨汁机中倒入少量冷开水，将橘子放入，开机榨汁。

❸ 榨汁完成后，加入适量蜂蜜调味，搅拌均匀即可。

专家点评

　　本品具有降低血压和胆固醇、缓解疲劳的功效。橘子皮不要扔掉，它分解污垢的能力很强，用其清洗厨具，有很好的去污效果。

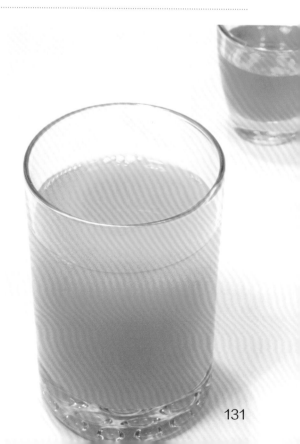

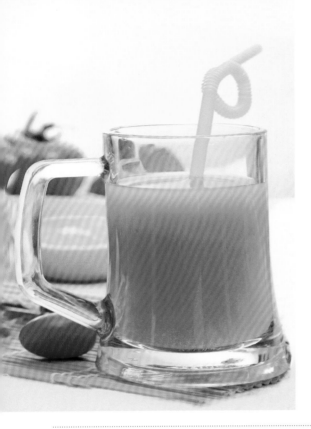

草莓芒果芹菜汁

材料

草莓、芹菜各 80 克，芒果 3 个

做法

❶ 将草莓洗净，去蒂；芒果去皮，剥下果肉；芹菜洗净切小段。

❷ 在榨汁机中放入草莓、芹菜和适量冷开水榨汁。

❸ 把榨出来的果蔬汁过滤，并和芒果放入搅拌杯中拌匀即可。

专家点评

　　芹菜中含酸性的降压成分，是辅助治疗高血压及其并发症的首选之品。对血管硬化、神经衰弱患者亦有辅助治疗作用。芹菜汁还有降血糖作用。本品富含多种维生素和膳食纤维，可降低血压，保护血管，还能预防便秘。

牛奶黑米汁

材料

黑米 100 克，脱脂牛奶 200 毫升，白糖适量

做法

❶ 黑米淘洗干净，泡软。

❷ 黑米放入豆浆机中，添水搅打煮熟成汁。

❸ 滤出黑米汁，加入脱脂牛奶和白糖搅拌均匀即可。

专家点评

　　脱脂牛奶不含脂肪且胆固醇含量极少，其中富含的镁元素和钙元素不但能保护心血管系统，还可减少血液中的胆固醇含量，对高血压、高脂血症以及动脉硬化患者都大有好处。此外，黑米还具有滋阴补肾、益气补血、降低血压的功效，常食可增强高血压患者的体质。

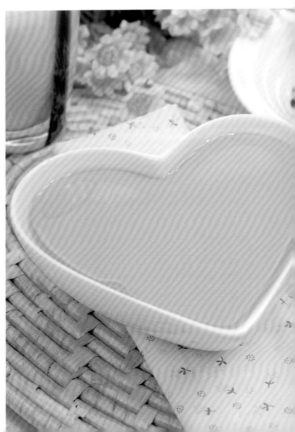

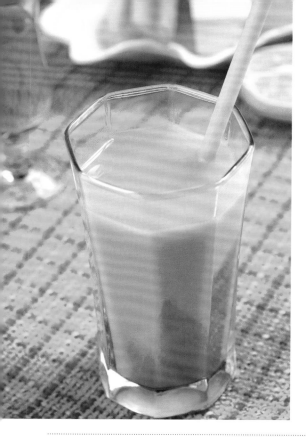

蓝莓乳

材料

蓝莓 200 克，酸奶 200 毫升，冰块适量

做法

1. 蓝莓用适量清水冲洗干净，切成大小适合的块备用。
2. 蓝莓、酸奶放入搅拌机中，搅打均匀。
3. 最后加入冰块即可。

专家点评

　　本品具有益胃润肠、养肝明目、降低血脂的功效，常饮可促进胃肠蠕动，预防便秘，还可养肝明目，能防治各种眼部疾病，对视网膜病变有良好的食疗作用。此外，本品不仅具有良好的营养保健作用，还具有防止脑神经老化、软化血管、强心、抗癌、增强人机体免疫力等功效。

杨桃柳橙汁

材料

杨桃 2 个，柳橙 1 个，柠檬汁、蜂蜜各适量

做法

1. 杨桃洗净，切块后置于锅中。
2. 锅内放半锅水，煮开后转小火熬煮4分钟，放凉。
3. 柳橙清洗干净，切块，榨汁。
4. 将杨桃汁倒入杯中，加入柳橙汁、柠檬汁和蜂蜜一起调匀即可。

健康指南

　　本品可以降血压，对老年人原发性高血压有防治作用。杨桃能减少机体对脂肪的吸收，预防肥胖，还有降低血脂、胆固醇的作用。

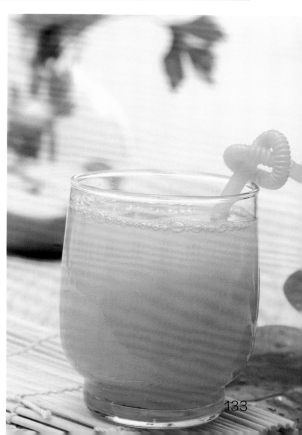

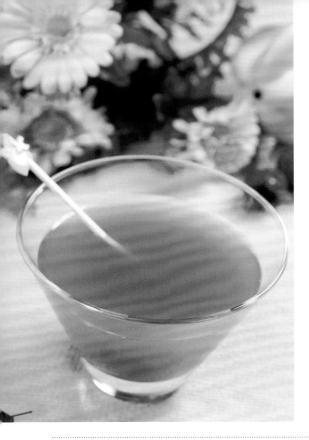

桑葚青梅杨桃汁

材料

桑葚 100 克，青梅 40 克，杨桃 50 克，冰块适量

做法

1. 将桑葚洗净；青梅洗净，去皮；杨桃洗净后切块。
2. 将以上材料放入果汁机中搅打成汁。
3. 加入适量冰块即可饮用。

专家点评

在挑选桑葚的时候，以酸甜适口、黑中透亮、颗粒饱满、果肉厚实、色泽紫黑、没有出水、比较坚挺、糖分充足者为佳。桑葚具有补肝益肾、生津润肠、明目乌发等功效。本品具有滋阴血、补肝肾、助消化、降血脂和降血压的功效，尤其适合肝肾阴虚型高血压患者饮用。

菠菜柠檬橘汁

材料

菠菜 200 克，橘子 1 个，苹果 20 克，柠檬半个，蜂蜜适量

做法

1. 将菠菜洗净，择去黄叶，切小段。
2. 橘子剥皮，撕成瓣；苹果去皮去核，切成小块；柠檬去皮，切小块。
3. 将所有材料连同适量冷开水放入榨汁机内，搅打2分钟即可。

专家点评

柠檬和橘子均富含维生素 C 和维生素 P，能增强血管弹性和韧性，可预防和辅助治疗高血压和心肌梗死等疾病。菠菜和苹果都具有降低血压、软化血管、预防便秘的作用，非常适合高血压患者食用。

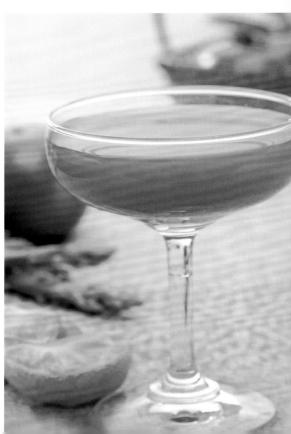

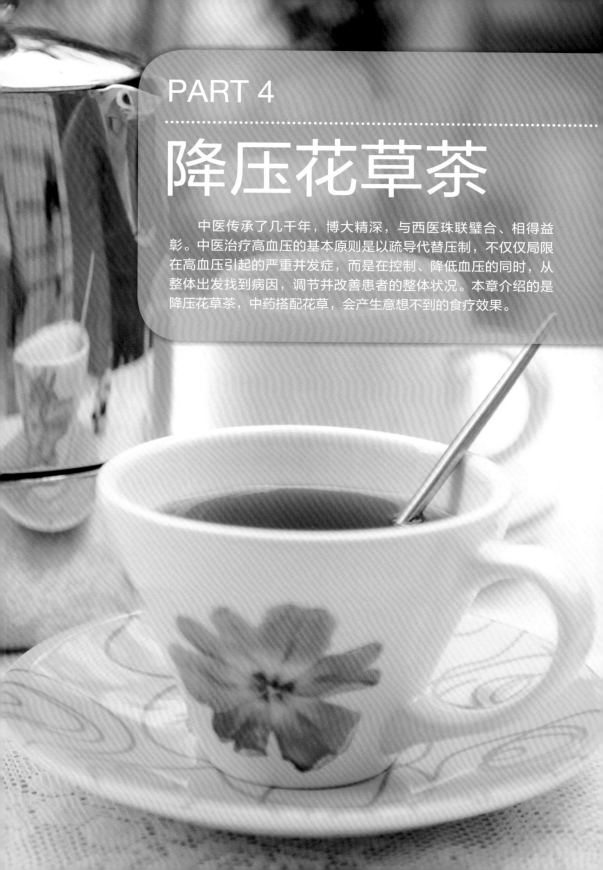

PART 4

降压花草茶

中医传承了几千年，博大精深，与西医珠联璧合、相得益彰。中医治疗高血压的基本原则是以疏导代替压制，不仅仅局限在高血压引起的严重并发症，而是在控制、降低血压的同时，从整体出发找到病因，调节并改善患者的整体状况。本章介绍的是降压花草茶，中药搭配花草，会产生意想不到的食疗效果。

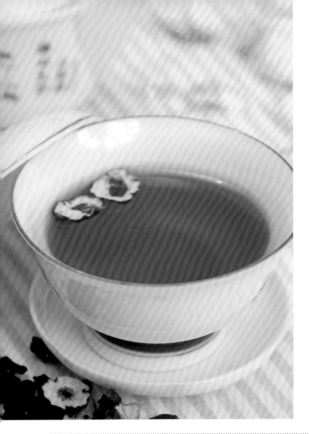

山楂五味子茶

材料

山楂、五味子各 10 克，白糖少许

做法

1. 山楂、五味子用适量清水冲洗干净后，一起放入锅中。
2. 加 500 毫升水用小火煮至沸腾。
3. 倒入杯中后，再加入白糖搅匀即可饮用。

专家点评

　　选购材料时，以新鲜的山楂和干燥的五味子为好。本品具有滋阴敛肺、生津止汗、涩精止遗、消食化积、降压降糖的功效，可用于辅助治疗肺虚咳嗽、自汗盗汗、遗精滑泄、食积腹胀、高血压、糖尿病等症。

丹参山楂茶

材料

丹参 8 克，山楂、莲子各 10 克，冰糖适量

做法

1. 将丹参、山楂、莲子分别用清水冲洗干净，然后沥干水分备用。
2. 取出汤锅，加入适量水，将山楂、莲子和丹参放入锅中，大火煮沸。
3. 转入小火熬煮 15 分钟左右，用干净的纱布过滤掉渣滓，取汁。
4. 饮用时，可以依据自己的口味放入适量冰糖，调匀即可。

专家点评

　　本品具有开胃、降压、补血的功效，冰糖可根据自己的口味酌量添加，也可不加；煎水时先用大火烧开，再改用小火。

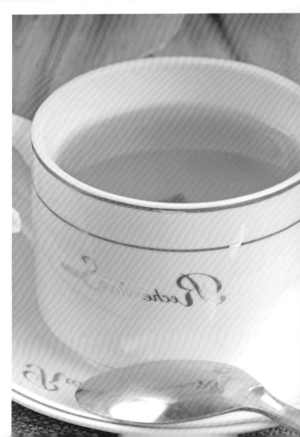

金银花绿茶

材料

金银花 5 克，绿茶 3 克

做法

❶ 将金银花、绿茶均洗净。

❷ 放进茶壶中，倒入 300 毫升开水。

❸ 浸泡 5 ~ 10 分钟后即可饮用。

专家点评

　　本品具有清热解毒、增强免疫力、降压降糖的功效，可用于辅助治疗热毒疔疮、痤疮、高血压、糖尿病，还可预防流感等疾病。

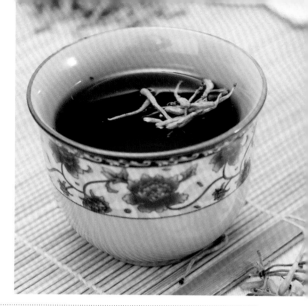

金莲花清热茶

材料

金莲花 5 克，冰糖适量

做法

❶ 将金莲花洗净备用。

❷ 金莲花放入杯中，加适量开水冲泡 5 分钟。

❸ 加入适量冰糖调味即可。

专家点评

　　本品具有清热解毒、清肝降压的功效，可用于辅助治疗肝火旺盛所引起的高血压以及结膜炎等症。

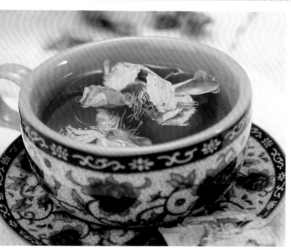

菊花山楂茶

材料

菊花 10 克，生山楂 20 克，冰糖适量

做法

❶ 将菊花、生山楂洗净。

❷ 菊花、生山楂放入砂锅内，水煎 10 分钟。

❸ 滤出茶水，调入冰糖即可。

专家点评

　　本品具有清肝明目、开胃消食、降压降脂的功效，对高血压、高脂血症等症有一定的食疗作用。

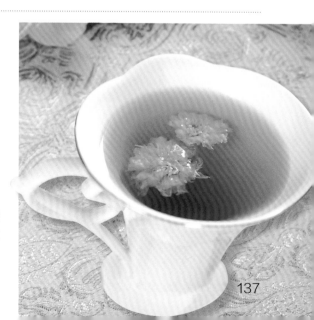

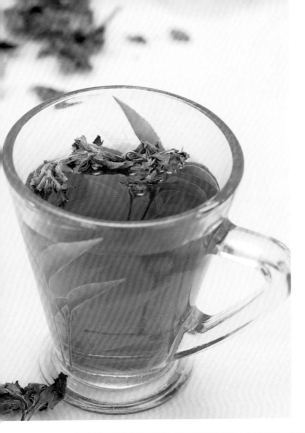

薄荷茶

材料

薄荷3克，茶叶10克，冰糖适量

做法

① 将薄荷、茶叶均用适量清水冲洗净，放入杯内。

② 先用温开水冲洗一遍，静放5秒，把水倒出，薄荷、茶叶留在杯中。

③ 再倒入热开水冲泡，加盖闷数分钟。

④ 再将冰糖放入调匀即可饮用。

专家点评

　　本品具有解毒利咽、疏风散热、降压降脂的功效，可用于治疗风热感冒引起的发热、咽喉肿痛等症，以及高血压、高脂血症等病症。选购薄荷时以身干、无根、叶多、色绿、气味浓者为佳，置于阴凉干燥处，密封保存，温度在28℃以下。

薄荷冰绿茶

材料

绿茶250毫升，薄荷汁15毫升，冰糖、冰块各适量

做法

① 将冰块放入雪克杯内，大约2/3满为宜。

② 冲泡好的绿茶放凉，倒入雪克杯内。

③ 杯内加入冰糖、薄荷汁，摇匀即可饮用。

专家点评

　　本品具有疏风散热、清凉利咽、降压降脂等功效，可用于辅助治疗咽喉肿痛、高血压、肠热便结等症。需要注意的是，脑血管性痴呆和多发性脑梗死性痴呆，多与长期高血压得不到控制、动脉硬化等因素密切相关。

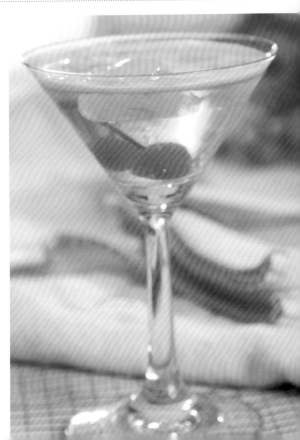

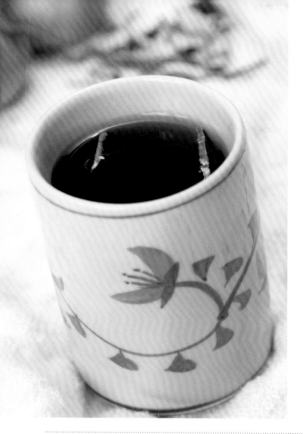

陈皮姜茶

材料
陈皮 6 克，生姜 2 片，甘草 3 克

做法
1. 将陈皮、生姜、甘草分别用清水洗净，放进杯内。
2. 用开水冲泡加盖闷 10 分钟。
3. 去渣即可饮用。

专家点评
本品具有开胃消食、行气化痰、温中止呕、降低血压等功效，可用于辅助治疗胃脘胀满、咳嗽痰多、恶心呕吐、高血压等症。陈皮气味芳香，在日常生活中，也常被用来作为泡茶的材料，但不宜长时间饮用大量的陈皮茶饮，以免损伤元气。

莲花蜜茶

材料
莲花 3 朵，蜂蜜适量

做法
1. 将莲花先用开水冲洗一遍，再放入杯中。
2. 冲入 500 毫升热开水浸泡 10 分钟。
3. 饮用时加入蜂蜜拌匀即可。

专家点评
莲花又名水芙蓉、玉环、灵草、青莲等，其性平，味苦、甘，归心、肝经，具有清心解暑、散淤止血、消风祛湿的功效。本品具有清热解暑、提神健脑、清心去火、降压瘦身的功效，可用于辅助治疗暑热烦渴、高血压、肥胖症等。

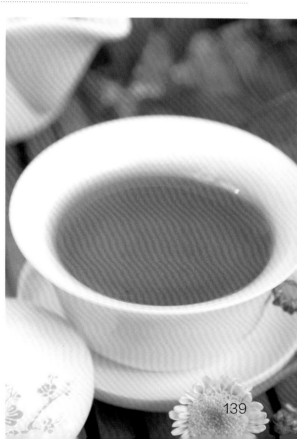

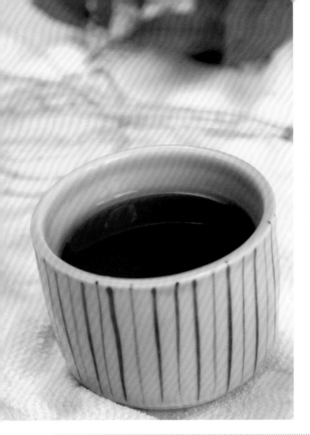

马蹄茅根茶

材料
鲜马蹄、鲜茅根各 100 克，白糖少许

做法
1. 鲜马蹄、鲜茅根洗净切碎。
2. 将鲜马蹄、鲜茅根放入沸水中煮 20 分钟左右，滤去渣滓。
3. 加适量白糖即可饮用。

专家点评
　　本品具有清热凉血、利尿通淋、降压降脂的功效，可辅助治疗小便不利、赤涩疼痛、水肿、血热出血、高血压、高脂血症等症。选购茅根时，以粗肥、色白、无须根、味甜者为佳，保存时应置于通风干燥处。脾胃虚寒者不宜服用此茶。

柴胡祛脂茶

材料
柴胡、绿茶各 6 克，蜂蜜适量

做法
1. 将柴胡、绿茶放入砂锅，加水。
2. 置大火上烧沸，5 分钟后取茶液 1 次，再加水煎熬 1 次，取汁。
3. 将 2 次茶液合并待冷却，加蜂蜜搅匀。

专家点评
　　本品具有疏散风热、排毒瘦身、降压降脂、疏肝解郁等功效，可用于辅助治疗风热感冒、流感、抑郁烦闷、高血压等症。但应注意，凡阴虚所致的咳嗽、潮热患者不宜用柴胡；由于肝火上逆（如高血压）所致的头胀、耳鸣、眩晕患者，柴胡用量不宜过大；肺结核患者慎用柴胡，但当兼有外感表证，需和解表里时则可用。

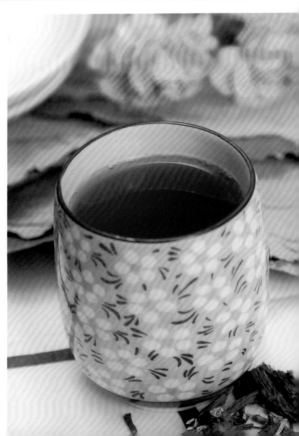

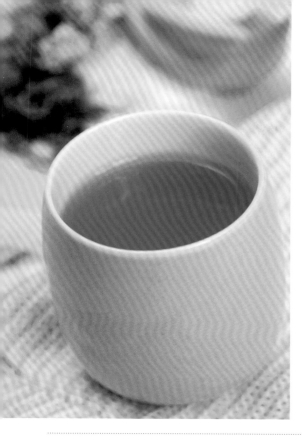

蜂蜜绿茶

材料
绿茶 5 克，蜂蜜适量

做法
1. 将绿茶用清水冲洗干净，放进洗净的杯子中备用。
2. 往杯子中注入适量的沸水冲泡，然后加盖闷 5 分钟。
3. 待水稍凉至 35℃左右，加入蜂蜜调匀即可饮用。

专家点评
　　本品具有清热润肠、提神健脑、降压降脂的功效，可用于辅助治疗便秘、神疲困倦、高血压、高脂血症等症。由于绿茶能在短时间内迅速降低人体血糖，所以血糖低的人群应慎用。

莲花心金盏茶

材料
新鲜薄荷 2 枝，莲花心 1 朵，金盏花、紫罗兰各适量，粉红玫瑰花 3 朵

做法
1. 将新鲜薄荷洗净，用热开水冲一遍；将莲花心、金盏花、紫罗兰、粉红玫瑰花先用热开水浸泡 30 秒再沥干。
2. 将所有材料放入壶中，冲入 500 毫升热开水，盖上盖子。
3. 浸泡约 3 分钟后即可饮用。

专家点评
　　本品具有清热泻火、解毒利咽、疏肝解郁、降压降脂、美容养颜的功效，可用于辅助治疗咽喉肿痛、心烦易怒、高血压、高脂血症等症。

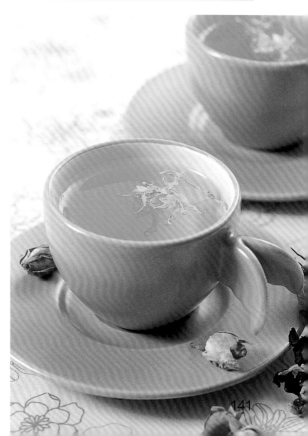

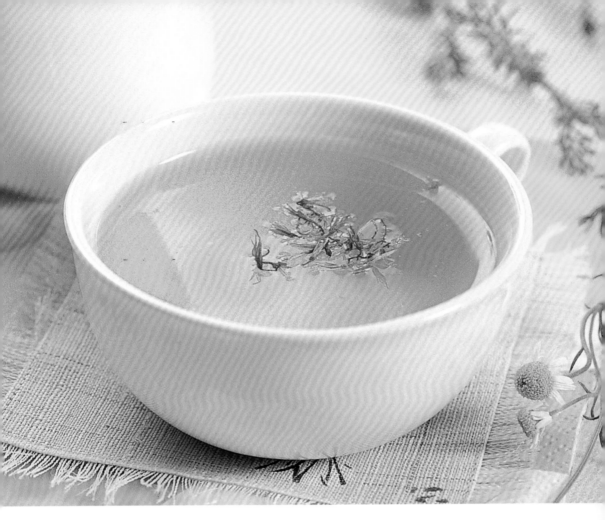

洋甘菊红花茶

材料

新鲜洋甘菊 10 朵，干燥红花、干燥菩提、干燥紫罗兰各适量

做法

① 洋甘菊用热水冲 1 遍。

② 红花、菩提及紫罗兰用热水浸泡 30 秒后，再冲净。

③ 洋甘菊、红花、菩提、紫罗兰放入壶中，注入 500 ~ 600 毫升热开水。

④ 泡约 3 分钟后即可饮用。

专家点评

紫罗兰又名草桂花、四桃克、草紫罗兰等，具有清热解毒、美白祛斑、滋润皮肤、增强皮肤光泽、防紫外线照射的作用；紫罗兰对支气管炎也有调理之效，它还可以润喉以及解决因蛀牙引起的口腔异味等问题。紫罗兰花神秘而优雅，颜色鲜艳，花瓣薄，多褶且透光，所以即使用冷开水冲泡，精华一样可以释放出。本品可行气活血、疏肝泻火、增强免疫、降压美容，可用于辅助治疗高血压、冠心病、目赤肿痛、烦躁易怒等症。

薄荷甘菊茶

材料
新鲜薄荷叶 8 片，新鲜洋甘菊 5 朵，新鲜柠檬马鞭草 2 枝

做法
① 新鲜薄荷叶、洋甘菊、柠檬马鞭草均洗净，再用开水冲洗，入壶中，冲入开水。
② 浸泡约 3 分钟后即可饮用。

专家点评
　　本品有清肝解毒的功效，对肝火旺盛并伴有血淤的高血压患者有辅助治疗作用。

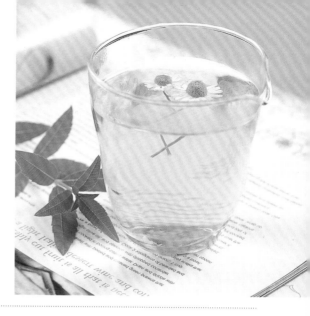

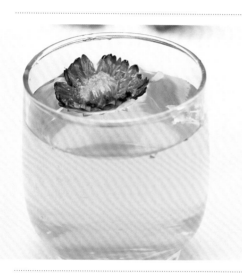

菊花蜜茶

材料
七彩菊 3 克，蜂蜜适量

做法
① 将干燥的七彩菊洗干净。
② 放入开水中浸泡约 5 分钟。
③ 加入蜂蜜调味即可饮用。

专家点评
　　本品具有清肝明目、清热润肺、排毒瘦身、降压降脂等功效。

薄荷甘草茶

材料
鲜薄荷叶、太子参、甘草、绿茶、白糖各适量

做法
① 将薄荷叶、太子参、甘草、绿茶洗净。
② 用沸水冲泡，加盖闷 10 分钟，滤去其渣。
③ 加适量白糖，调匀饮服。

专家点评
　　本品具有清热解毒、利咽消肿、降低血脂和血压的功效。

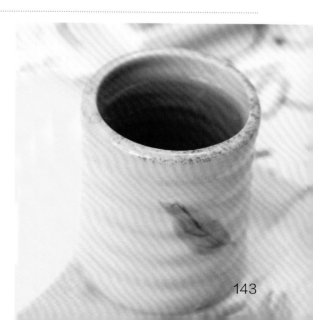

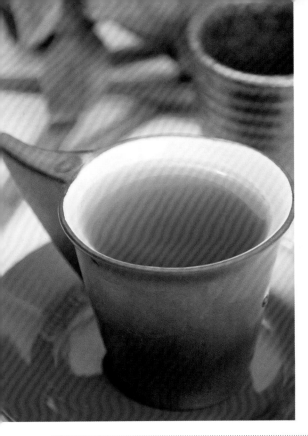

莲子茶

材料

莲子 10 克，茶叶 2 克，白糖适量

做法

1 将莲子洗净，加水煮烂后关火。

2 取出莲子，倒入杯中，加入茶叶和开水，加盖闷几分钟。

3 加白糖搅拌均匀后即可饮用。

专家点评

　　莲子中所含的棉籽糖，是老少皆宜的滋补品，对于久病、产后或老年体虚者，更是常用营养佳品。本品可清心降火、降低血压、养心安神、涩精止遗，可防治心火旺所致的口舌生疮、高血压、心烦失眠、遗精滑泄等症。选购莲子应以黄白色、肥厚、颗粒大且饱满者为佳，置干燥处保存，注意防潮、防蛀。

芦荟清心美颜茶

材料

芦荟 100 克，荷叶 5 克，蜂蜜少许

做法

1 芦荟去皮取内层白肉；荷叶洗净。

2 在锅内放入荷叶和芦荟肉，加 100 毫升水煮沸后倒入杯中。

3 加蜂蜜调味即可。

专家点评

　　本品具有清热解毒、利水祛湿、降压降脂、清心安神的功效，对痔疮、癣疥、目赤肿痛、高血压、高血糖、冠心病等症有辅助治疗作用。食用芦荟时应当先确认不会过敏，如果没有异常现象，方能食用。

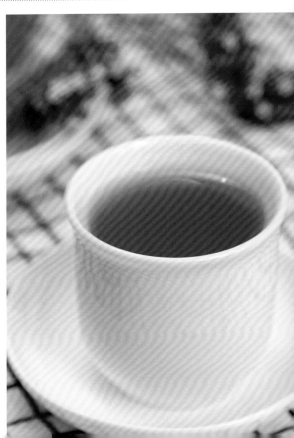

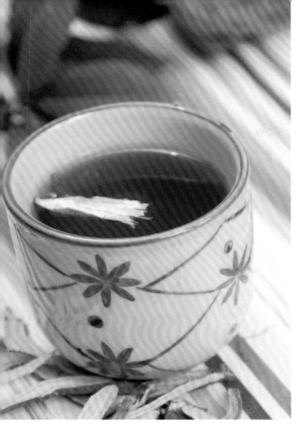

草本瘦身茶

材料

玫瑰花、决明子、山楂、陈皮、甘草、薄荷叶、白糖各适量

做法

❶ 玫瑰花、决明子、山楂、陈皮、甘草、薄荷叶洗净，加水煮 10 分钟左右，滤渣。

❷ 加适量白糖即可。

专家点评

　　本品具有清肝明目、行气解郁、消食化积、降压降脂的功效，对食后腹胀、烦躁易怒、目赤肿痛、咽喉肿痛、便秘、高血压、肥胖等症有食疗作用。气虚、阴虚燥咳者及吐血症患者需慎服此茶。

番石榴消食茶

材料

番石榴 4 片，绿茶 2 克，冰糖适量

做法

❶ 将番石榴、绿茶分别用清水洗净，备用。

❷ 取水和番石榴同煮，水开后转用小火续熬 8 分钟去渣，取汁备用。

❸ 绿茶放进杯内，加入适量的沸水冲泡，将冲泡好的绿茶水与步骤 2 中所制得的果汁调匀，加冰糖搅拌即可。

专家点评

　　本品中的番石榴可消炎止血、收敛止泻，绿茶可清热降火、生津止渴，故本品具有清热解毒、涩肠止泻、消食化积、降压降脂的功效，适合胃肠胀气、腹泻、高血压、高脂血症等疾病患者饮用。

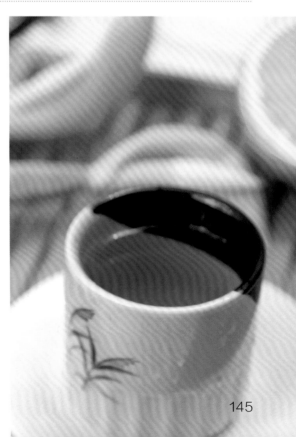

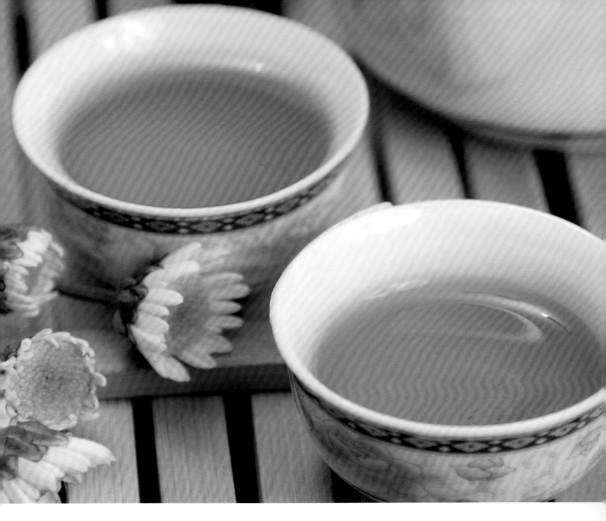

芦荟红茶

材料

芦荟 1 段，红茶 5 克，菊花少许，蜂蜜适量

做法

① 芦荟用清水冲洗干净，然后将皮去除，取出果肉。

② 菊花用清水淘洗干净。

③ 将芦荟果肉和菊花放在锅里，加清水小火熬煮。

④ 水开后再加入红茶，稍冷却再调入蜂蜜即可，也可根据个人喜好将蜂蜜换成冰糖。

专家点评

芦荟本身富含铬元素，具有胰岛素样的作用，能调节体内的血糖代谢，是糖尿病患者的理想食物，也是美容、减肥、防治便秘的佳品，对脂肪代谢、胃肠功能、排泄系统都有很好的调整作用。红茶有助于胃肠消化，可有效防治心肌梗死，降血糖及血压，预防蛀牙与食物中毒等。本品可清热解毒、润肤杀虫、降糖降压，可用于防治高血压、糖尿病、目赤疼痛、皮肤干燥粗糙、癣疮等症。

桂花普洱茶

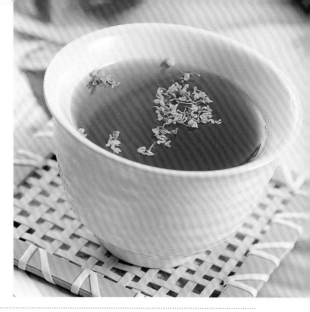

材料

干燥桂花 10 克，普洱茶叶 5 克

做法

① 将干燥桂花及普洱茶叶先用热开水冲洗。

② 桂花和普洱茶叶放入壶中，冲入热开水。

③ 浸泡约 3 分钟后即可饮用。

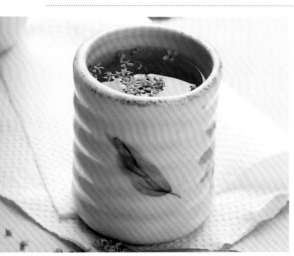

桂花减压茶

材料

桂花 10 克，甘草少许，蜂蜜适量

做法

① 桂花和甘草分别用清水洗净，放入杯中。

② 冲入热开水，加盖闷数分钟。

③ 调入蜂蜜即可饮用。

番石榴嫩叶茶

材料

番石榴的嫩叶 10 克

做法

① 将番石榴的嫩叶晒干，取约 3 克。

② 洗净后，放入保温杯中，加入 600 毫升沸水冲泡。

③ 泡约 20 分钟后，滤渣即可饮用。

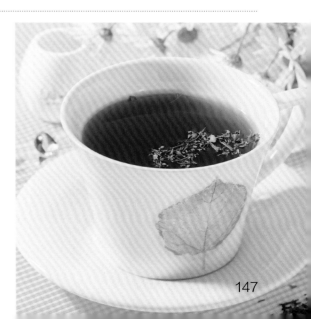

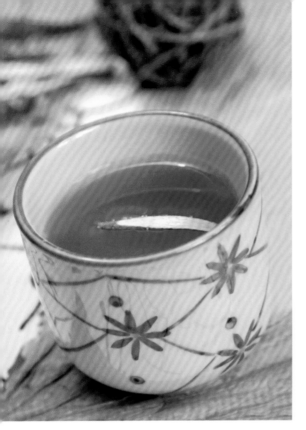

荷叶甘草茶

材料

鲜荷叶 50 克，甘草 5 克，白糖少许

做法

❶ 将鲜荷叶、甘草分别用清水洗干净，切碎备用。

❷ 将二者放入水中煮 10 余分钟，滤去渣。

❸ 加适量白糖即可饮用。

专家点评

　　本品具有消暑解渴、降压降脂、清心安神的功效，可辅助治疗心烦失眠、暑热口干舌燥、高血压、高脂血症、肥胖症等疾病。高血压是一种与气候变化密切相关的疾病。当天气变冷时，会出现心脏收缩力增强，周围血管收缩，因此会导致收缩压及舒张压都上升。

荷叶瘦身茶

材料

干荷叶 5 克，水适量

做法

❶ 将干荷叶用适量清水冲洗干净，放入洗净的锅中。

❷ 加水煮沸后关火，加盖闷泡 10 ~ 15 分钟。

❸ 滤出渣后即可饮用。

专家点评

　　本品具有降血脂、降血压、清热解暑、凉血散淤的功效，适用于高脂血症、高血压、肥胖症、暑热烦渴、泻痢便血等症。选购荷叶时，应以叶大、完整、色绿、无斑点者为佳。应置于通风干燥处保存，注意防蛀。荷叶泡茶前，宜先用温水浸泡一下。

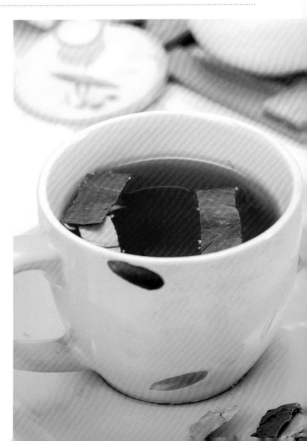

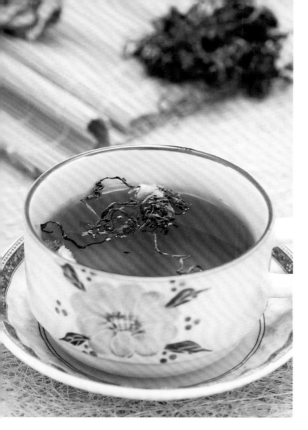

蒲公英清凉茶

材料

鲜蒲公英 50 克

做法

1. 将蒲公英洗净，放入锅中备用。
2. 加水煮沸后，转小火再煮约 1 小时。
3. 趁热去除渣，静置待凉后即可饮用。

专家点评

　　选购蒲公英以叶多、色灰绿、根完整、无杂质者为佳，置通风干燥处保存，注意防潮、防蛀。幼嫩的蒲公英还可凉拌和生食，是一种极好的蔬菜，根茎去皮抽心亦可腌食。蒲公英还可炒食、做汤、炝拌，风味独特。本品具有清热解毒、排脓散结、降低血压的功效，可用于辅助治疗肺热咳吐腥臭脓痰、急性乳腺炎、尿路感染、高血压等症。

天花粉枸杞茶

材料

枸杞子 10 克，淮山、天花粉各 9 克

做法

1. 枸杞子洗净；淮山、天花粉研碎，连同枸杞子一起放入陶瓷器皿中。
2. 加水用小火煎煮 10 分钟左右。
3. 待茶稍凉后即可饮用。

专家点评

　　本品可清热化痰、生津止渴、健脾养肝、降糖降压，适合肺燥干咳、咯血、暑热烦渴、高血压、糖尿病等症患者饮用。天花粉可用于辅助治疗热病口渴、消渴、黄疸、肺燥咯血、痈肿等症。

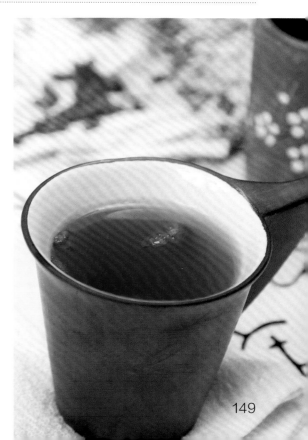

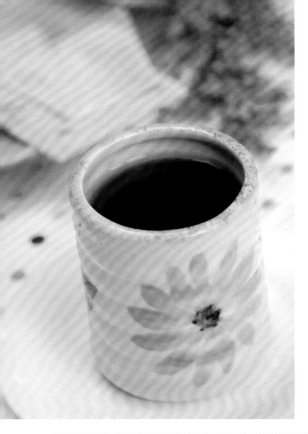

黄芪普洱茶

材料

黄芪 6 克，普洱茶叶 3 克

做法

1. 将黄芪、普洱茶叶分别冲洗干净，备用。
2. 锅洗净，置于火上，将洗净的黄芪放入锅中，加入适量清水煮约 15 分钟。
3. 最后放入普洱茶叶一起煮，约 5 分钟后关火，取汁饮用。

专家点评

　　本品具有健脾益气、降低血压的功效，可用于辅助治疗脾胃气虚型少气懒言、食欲不振、内脏下垂以及高血压等病症。阴虚、湿热、热毒炽盛者不宜饮用本品，因为黄芪味甘、微温，阴虚患者服用后会助热伤阴，湿热、热毒炽盛者服用后容易滞邪，加重病情。

黄芪红茶

材料

黄芪 15 克，红茶 3 克

做法

1. 黄芪、红茶分别用清水冲洗干净，备用。
2. 先将黄芪放入锅中，加入水煮约 15 分钟。
3. 再放入红茶后一起煮约 5 分钟，稍凉后即可饮用。

专家点评

　　本品中的黄芪具有补气固表、利水消肿、托毒排脓的功效，红茶具有清热解毒、利尿消炎的功效，所以本品具有健脾益气、开胃消食、降压降脂的功效，可用于食欲不振、食少腹胀、高血压、高脂血症等症，是高血压、高脂血症患者良好的日常饮品。

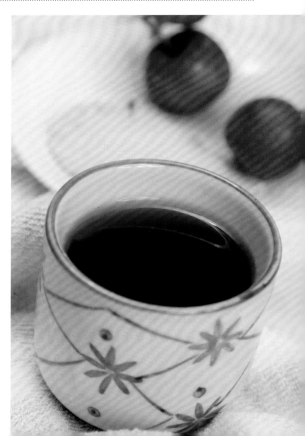

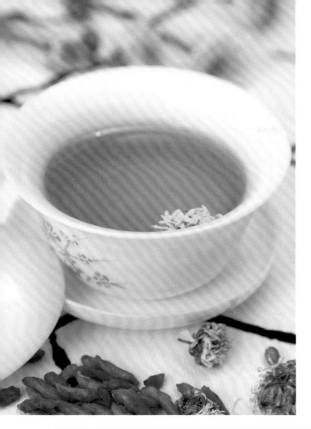

白菊花枸杞茶

材料

枸杞子 10 克，白菊花 5 克，蜂蜜适量

做法

1. 白菊花、枸杞子分别冲洗干净，备用。
2. 锅洗净，置于火上，将白菊花和枸杞子一起放入锅中，注入适量的清水，以大火烧沸，5 分钟后取茶液 1 次，再加水煎熬 1 次，取汁。
3. 将 2 次所制得的茶液合并搅匀，放置待稍冷却（最好待冷却至 35℃以下），加蜂蜜搅匀即可饮用。

专家点评

本品具有清肝明目、滋阴降火、提神健脑、降压降脂的功效，可用于缓解眼睛干涩、肿痛及高血压、高脂血症等症。

车前草凤尾茶

材料

干车前草、干凤尾草各 5 克

做法

1. 将干车前草和凤尾草洗净后，放入杯中。
2. 用热开水冲泡后，加盖闷 3 ~ 5 分钟。
3. 稍微冷却后即可饮用。

专家点评

凤尾草具有败毒抗癌、清热除湿、凉血止血的功效，凤尾草煎剂对金黄色葡萄球菌、溶血性链球菌、福氏痢疾杆菌、伤寒杆菌均有抑制作用，它和车前草搭配具有神奇的功效。本品具有清热解毒、利尿通淋、降压降脂的功效，可用于辅助治疗小便涩痛、目赤肿痛、高脂血症、高血压等症，适合高血压合并高脂血症的患者日常饮用。车前草宜置通风干燥处保存，注意防潮、防蛀。

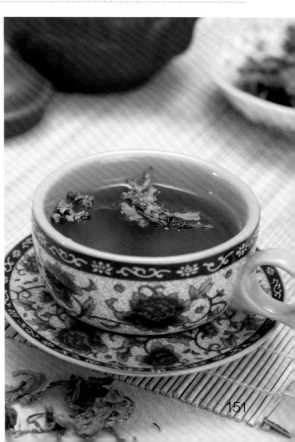

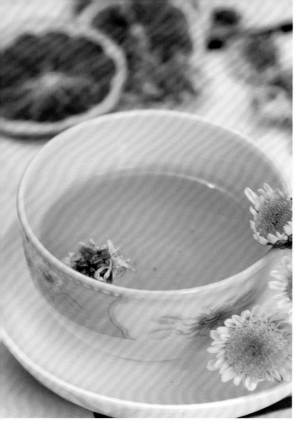

绿豆菊花茶

材料
绿豆沙 30 克，菊花 10 克，柠檬汁 10 毫升，蜂蜜少许

做法
① 将菊花用清水洗干净，放入净锅中，加水煮沸。
② 将柠檬汁和绿豆沙一起注入煮好的菊花水中搅拌。
③ 放入少量蜂蜜拌匀即可饮用。

专家点评
　　本品中菊花具有清热散风、平肝明目的功效，绿豆沙具有清热解暑、利尿除湿的功效，柠檬汁具有增强免疫、延缓衰老、防治心脑血管疾病的功效，所以本品有清热泻火、排毒瘦身、降压利尿、美白养颜等功效，可用于缓解痤疮、目赤肿痛、小便涩痛黄赤等症。

柠檬玫瑰茶

材料
柠檬 1 个，干玫瑰花 5 克，蜂蜜适量

做法
① 将柠檬洗净后沥干水分，切成薄片备用。
② 玫瑰花用开水冲泡 1 次，然后将水倒掉，取出玫瑰花放入茶壶中。
③ 在茶壶中倒入适量的开水，闷泡几分钟，然后倒入柠檬片。
④ 再次浸泡几分钟后，加入适量蜂蜜进行调味，搅拌均匀即可饮用。

专家点评
　　本品具有调理气血、降压解乏的功效，不喜欢蜂蜜的人可以在此茶中放入适量冰糖，有助于减少玫瑰花的涩味，使其香气幽人，味道更甜美。

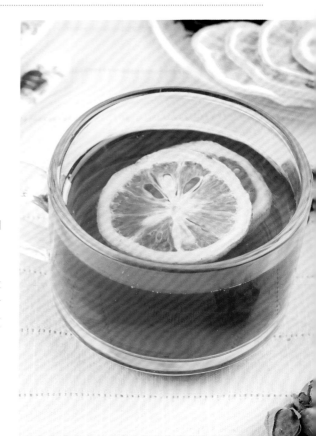

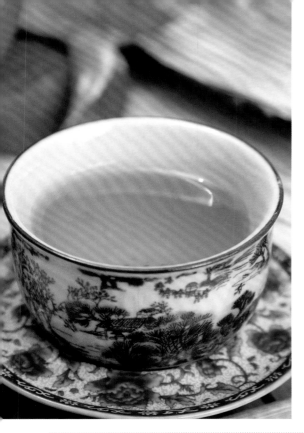

芙蓉荷叶消食茶

材料

荷叶 5 克，芙蓉花、绿茶各 3 克，蜂蜜适量

做法

❶ 将荷叶、芙蓉花、绿茶均洗净，放入砂锅内，加适量水。

❷ 置大火上烧沸，5 分钟后取茶液 1 次，再加水煎熬 1 次，取汁。

❸ 将 2 次茶液合并，稍冷却，加蜂蜜搅匀即可饮用。

专家点评

　　本品具有排毒瘦身、消暑解渴、降压降脂的功效，可用于缓解暑热烦渴、肥胖、高血压、高脂血症等症。制作时，要选用干燥的荷叶、芙蓉花和茶叶，潮湿的材料有可能已变质。

玉竹西洋参茶

材料

玉竹 20 克，西洋参 3 片，蜂蜜适量

做法

❶ 先将玉竹和西洋参洗净。

❷ 用 600 毫升沸水冲泡 30 分钟，滤去渣。

❸ 待温凉后加入蜂蜜，拌匀即可。

专家点评

　　选购玉竹时，应以条长、肉肥、黄白色、光泽柔润者为佳。玉竹可分为生玉竹和制玉竹两种，制玉竹是生玉竹经蒸焖至软，取出晒至半干、切片、干燥后制成的。本品具有益气滋阴、生津止渴、降低血压的功效，可用于辅助治疗肺阴虚所致的咳嗽、肝肾阴虚所致的消渴、津亏肠燥型便秘以及高血压等症。

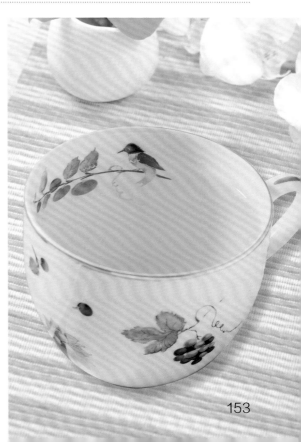

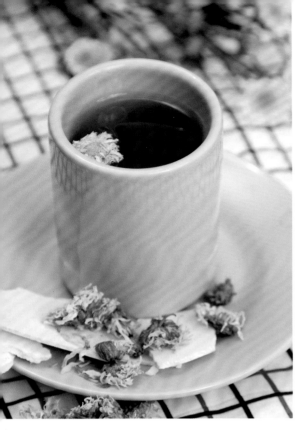

茯苓清菊消肿茶

材料

菊花 5 克，茯苓 7 克，绿茶 2 克

做法

1. 将茯苓磨粉备用；菊花、绿茶分别用清水洗净备用。
2. 茯苓粉、菊花、绿茶一起放入杯中，加入 300 毫升开水冲泡，加盖闷 5 分钟。
3. 稍凉后即可饮用。

专家点评

　　本品具有健脾渗湿、利水消肿、降压瘦身、增强免疫力的功效，可用于湿热泄泻、水肿、高血压、肥胖症等。选购茯苓时，以体重坚实、外皮呈褐色而略带光泽、皱纹深、断面白色细腻者为佳，应置于通风干燥处保存，注意防潮。

乌龙茯苓溶脂茶

材料

乌龙茶 5 克，茯苓 3 克，普洱茶 3 克，莱菔子 2 克

做法

1. 将乌龙茶、茯苓、普洱茶、莱菔子均洗净后，一起放入锅中。
2. 加入 500 毫升水，用小火煮至沸腾。
3. 滤渣后倒入杯中即可饮用。

专家点评

　　本品具有祛湿化痰、排毒瘦身、降压降脂的功效，可用于辅助治疗痰湿中阻型高血压、咳嗽、咳痰、水肿、肥胖等症。但应注意，乌龙茶并不是越新鲜越好，喝法不当易伤肠胃。

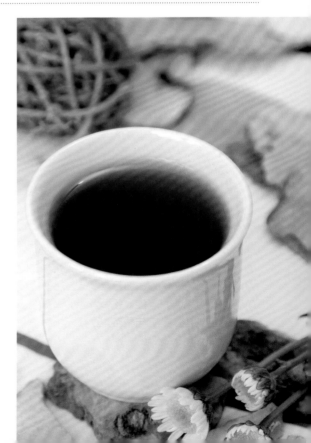

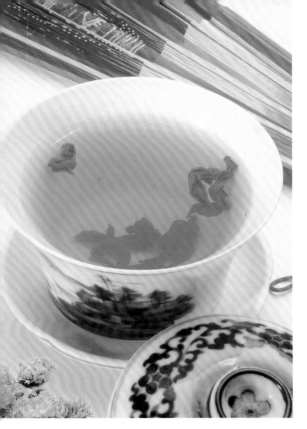

杭菊龙井茶

材料

杭菊花 5 克，龙井茶叶、松萝各 3 克

做法

1. 将松萝洗干净切碎；杭菊花、龙井茶叶均洗净备用。
2. 将杭菊花、龙井茶叶、松萝一同放入陶瓷茶杯中。
3. 用沸水冲泡 15 分钟即可。

专家点评

　　本品具有清肝泻火、降低血压的功效，可用于缓解肝火旺盛所致的目赤肿痛、迎风流泪以及高血压等症。泡龙井茶时，可先将 85 ~ 90℃的沸水倒入洗净的茶杯里，然后投入龙井茶叶，稍后便可观赏到茶叶在水中缓慢舒展、游动的姿态。

红枣党参茶

材料

红枣 5 颗，党参 10 克，茶叶 3 克

做法

1. 将党参、红枣、茶叶均洗净。
2. 先将党参、红枣倒入清水中煮 15 分钟，然后再放入茶叶即可关火。

专家点评

　　红枣富含的环磷酸腺苷，是人体能量代谢的必需物质，能增强肌力、消除疲劳、改善心肌营养，对防治心血管疾病有良好的作用。本品具有益气养血、健脾补肺、增强免疫力的功效，可用于辅助治疗气血亏虚所致的高血压、糖尿病、虚喘咳嗽等症。各种党参中以野生台参为最优。党参不宜与藜芦同用；气滞和火盛者慎用，有实邪者忌服。

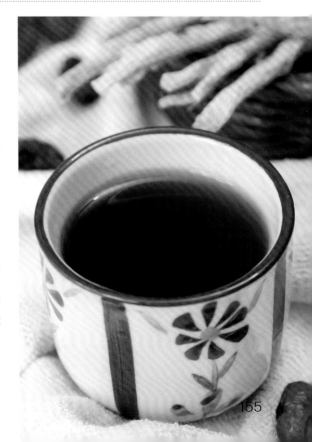

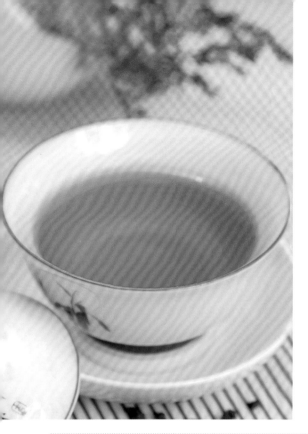

决明子苦丁茶

材料

决明子 5 克，苦丁茶 2 克，蜂蜜适量

做法

① 决明子、苦丁茶洗净。

② 先将决明子放入锅中，加入适量清水煮约 15 分钟。

③ 再放入苦丁茶一起煮约 5 分钟，稍凉后即可饮用。

专家点评

本品具有清热泻火、明目通便、降低血压的功效，可用于缓解肝火旺盛所致的目赤肿痛、肠热便结、高血压等症。此茶性寒，故风寒感冒、虚寒体质、慢性胃肠炎患者，以及经期女性和产妇均不适宜饮用。

两山柳枝茶

材料

山楂、淮山各 10 克，鲜柳枝（带叶）20 克

做法

① 将山楂、淮山洗净；鲜柳枝洗净，切碎，与山楂、淮山一同放入砂锅内。

② 用水煎 2 次，去渣，取汁后混匀，代茶饮用。（可回冲 2 ～ 3 次，但不可隔夜）

专家点评

本品具有补气健脾、消食除胀、温经通脉、降低血压等功效，可用于辅助治疗食后腹胀、脾胃气虚、血淤、筋骨疼痛、高血压等症。

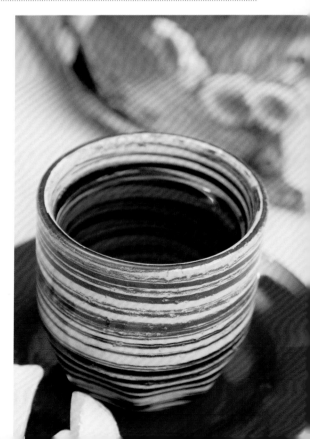

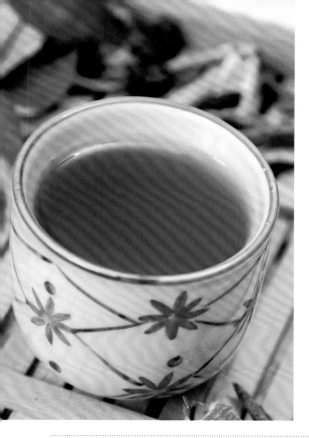

乌龙山楂茶

材料

乌龙茶 3 克，槐角 8 克，何首乌、冬瓜皮各 5 克，山楂肉 10 克

做法

1. 将槐角、何首乌、冬瓜皮、山楂肉洗干净煎水。
2. 去渣，冲泡乌龙茶即可。

专家点评

　　本品具有滋阴补肾、健脾消食、利尿通淋、降压降糖的功效，可用于辅助治疗肝肾阴虚、食积腹胀、小便不通、水肿、高血压、糖尿病等症。大便溏泄及有湿痰者不宜食用何首乌单品，且何首乌忌与葱、蒜、白萝卜同食。

养阴百合茶

材料

干百合 10 ~ 20 克，冰糖少许

做法

1. 将干百合洗净，放入杯中备用。
2. 倒入热水冲泡，加入冰糖。
3. 闷泡 3 ~ 5 分钟，完全泡开后即可饮用。

专家点评

　　本品具有滋阴润肺、美白护肤、降压降糖的功效，可以缓解肺虚干咳、高血压、高脂血症、皮肤干燥等症。选购百合应以瓣匀肉厚、色黄白、质坚、筋少者为佳，可置于通风干燥处保存，注意防虫蛀。百合吃法很多，可蒸可炒，也可做羹汤、煮粥，还可制成蜜饯等。

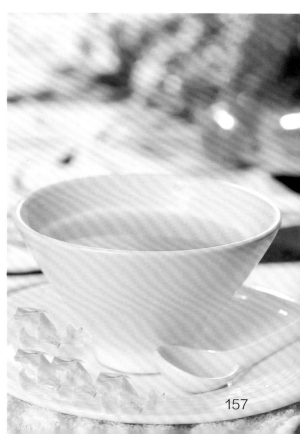

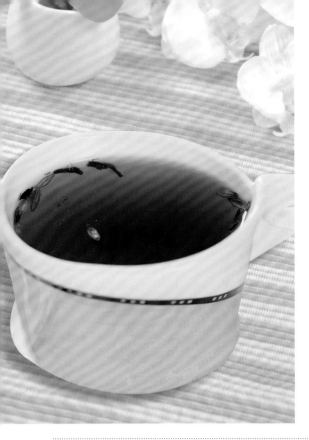

麦芽山楂饮

材料

炒麦芽 10 克，炒山楂 3 克，红糖适量

做法

① 取炒麦芽、炒山楂分别用清水冲洗干净后，放入锅中，加适量水。

② 煎煮 15 分钟后加入红糖，过滤，取汁饮用即可。

专家点评

　　本品具有消食健胃、行气活血、降压瘦身的功效，适宜食积腹胀、胸胁疼痛、高血压、肥胖症等疾病患者饮用。生麦芽的醒胃作用较好，食欲不振者可用之，小孩尤为适合。炒麦芽性较温和，食物吸收不良、大便稀烂者食之食疗效果较好；退乳也宜用炒麦芽辅助治疗。

山楂薏米茶

材料

薏米 10 克，山楂、鲜荷叶各 5 克

做法

① 先将薏米用清水洗净，然后放入温水中浸泡 2 ~ 3 小时，待其泡软后，捞出沥干水分备用；将山楂、鲜荷叶分别洗净备用。

② 锅洗净，置火上，薏米、山楂、鲜荷叶一起入锅内，注入清水，以中火煮开。

③ 冷却后即可服用。

专家点评

　　本品中的薏米具有健脾渗湿、清热利水的功效，山楂具有开胃消食、活血化淤、防治心血管疾病的功效，鲜荷叶具有降血脂、降血压的功效，故本品具有健脾祛湿、消食化积、美白护肤、降压瘦身的功效。

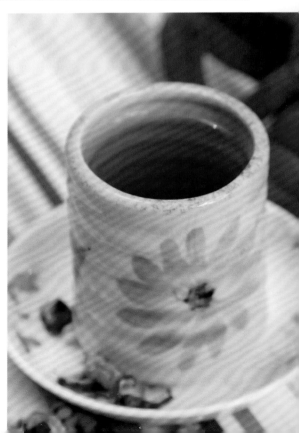

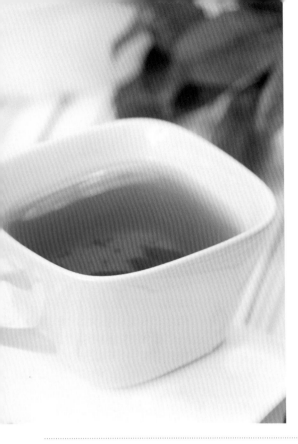

牛蒡子清热祛脂茶

材料

牛蒡子 10 克，枸杞子 5 克，绿茶汁 20 毫升，冰糖适量

做法

① 枸杞子、牛蒡子均用适量清水冲洗干净后，一起放入锅中。

② 加入 500 毫升水，用小火煮至沸腾。

③ 倒入杯中后，再加入冰糖、绿茶汁搅匀即可饮用。

专家点评

　　本品具有清热利咽、滋阴明目、降低血糖、瘦身减脂等功效，可用于风热型咳嗽、咽喉肿痛、高血压、肥胖症等疾病的辅助治疗。选购牛蒡子时，以粒大、饱满、色青白、有明显花纹者为佳。

田七瘦身茶

材料

田七 3 颗

做法

① 将田七敲碎后放入锅中。

② 加入 500 毫升水，用中火煮约 15 分钟至沸即可饮用。

专家点评

　　田七是一种名贵药材，是具有独特功能的人参属中的优异品种。田七主要含六种皂苷和谷甾醇、胡萝卜苷等化合物。常食田七，不仅对冠心病、心绞痛有显著疗效，而且对冠心病、心绞痛有预防功能。本品具有活血化淤、消肿止血、降压护心的功效，可用于辅助治疗外伤出血、淤血、高血压、心绞痛、动脉粥样硬化等症。

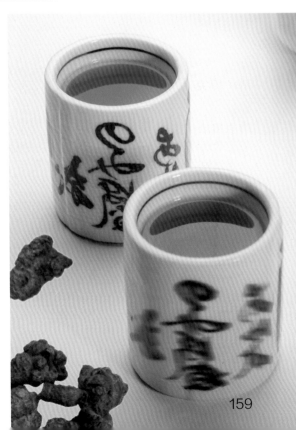

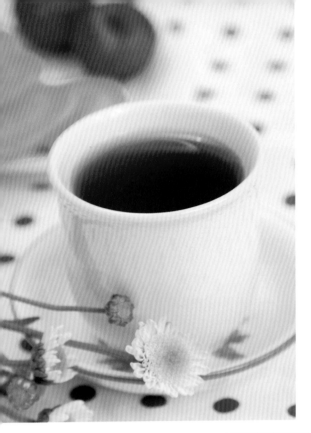

丹参麦冬茶

材料

丹参、麦冬各 10 克，蜂蜜适量

做法

① 将丹参、麦冬洗净。

② 再放入装有 800 毫升水的锅中，煎煮 15 分钟后关火。

③ 滤渣，取汁倒入茶杯中，约 10 分钟后，加入蜂蜜搅拌均匀即可饮用。

专家点评

麦冬中含有 β - 谷甾醇、多种氨基酸、多量葡萄糖及葡萄糖苷，能提高免疫功能，并对多种细菌有抑制作用，能增强垂体肾上腺皮质系统功能，提高机体适应能力，并且有抗心律失常和扩张外周血管的作用。本品具有凉血止血、行气化淤、排毒瘦身、降压降脂的功效，可用于淤血阻滞型高脂血症，血热、血淤型月经不调等症的辅助治疗。

麦冬竹叶茶

材料

麦冬 15 克，淡竹叶 2 卷，绿茶 3 克

做法

① 麦冬、淡竹叶、绿茶均洗净。

② 先将麦冬放入锅中，加入适量清水煮约 15 分钟。

③ 再放入淡竹叶、绿茶一起煮约 5 分钟，稍凉后即可饮用。

专家点评

选购麦冬时，应以身干、体肥大、色黄白、半透明、质柔、有香气者为佳，因其易被虫蛀，可用硫黄熏后，密封储存。麦冬配凉药宜生用，配补药宜酒制。本品具有滋阴润肺、生津止渴、降压降糖的功效，可用于肺虚咳嗽、暑热烦渴、高血压、糖尿病等症的辅助治疗。

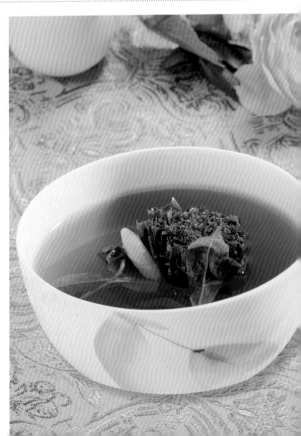